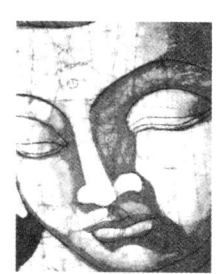

自觉·觉他

紫泉文库

呼吸之间

李谨伯　讲述
陈　阳　整理

深圳报业集团出版社
SHENZHEN PRESS GROUP PUBLISHING HOUSE

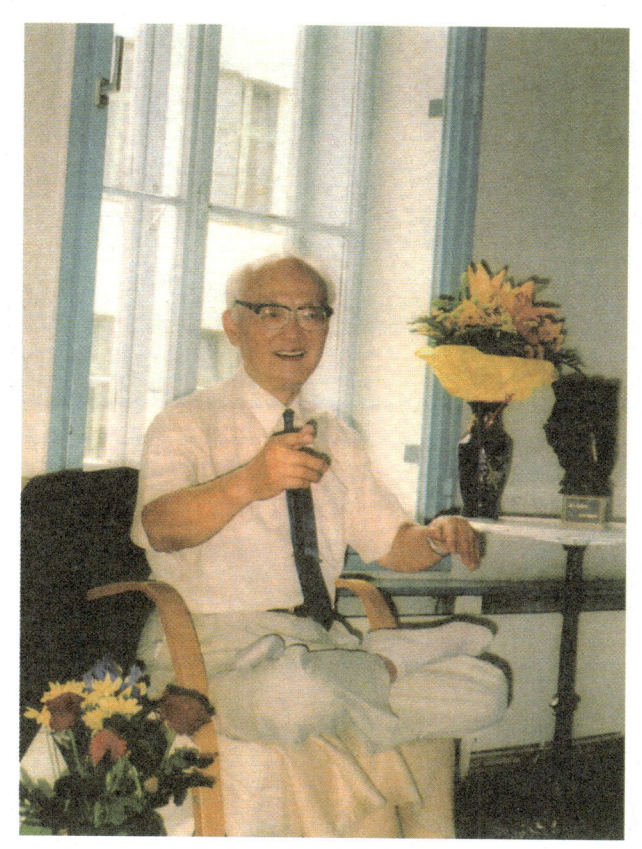

2005年于瑞士

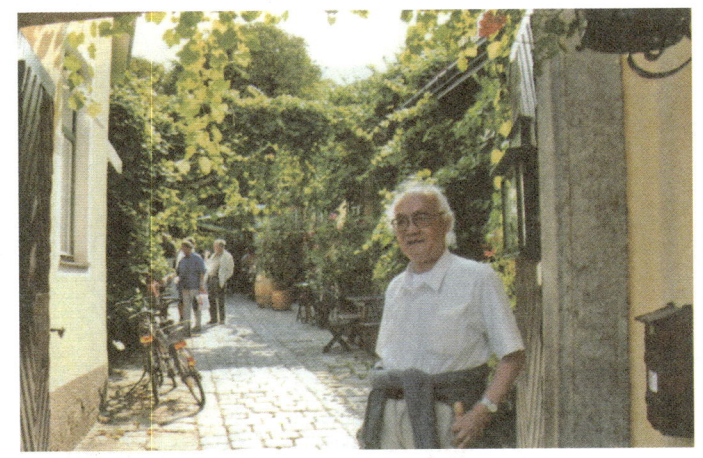

2006年于奥地利阿尔卑斯山村

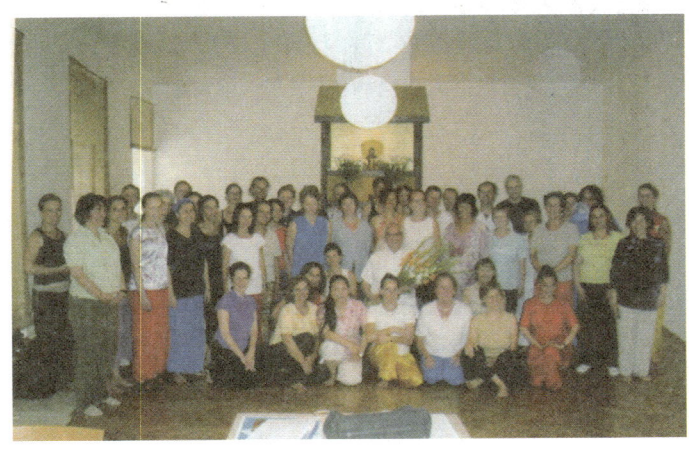

2006年于奥地利首都维也纳

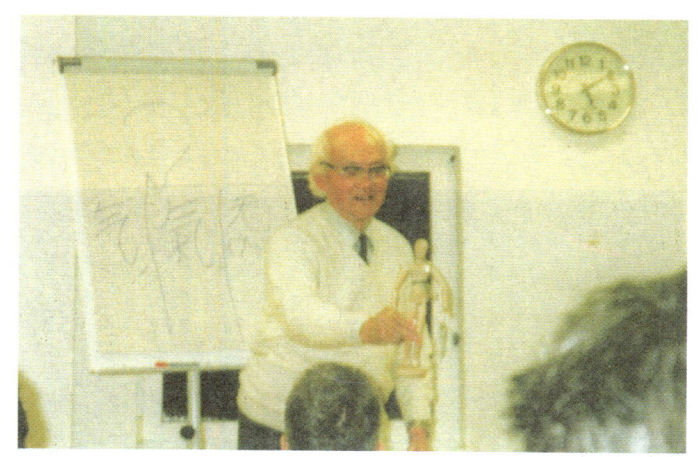

2006年11月于德国法兰克福

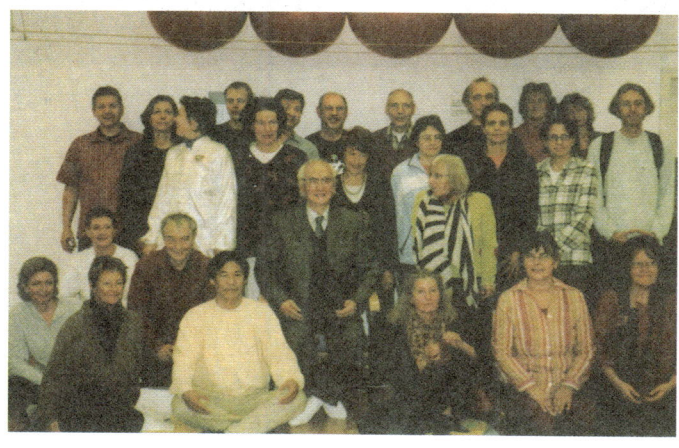

2006年12月于德国汉姆

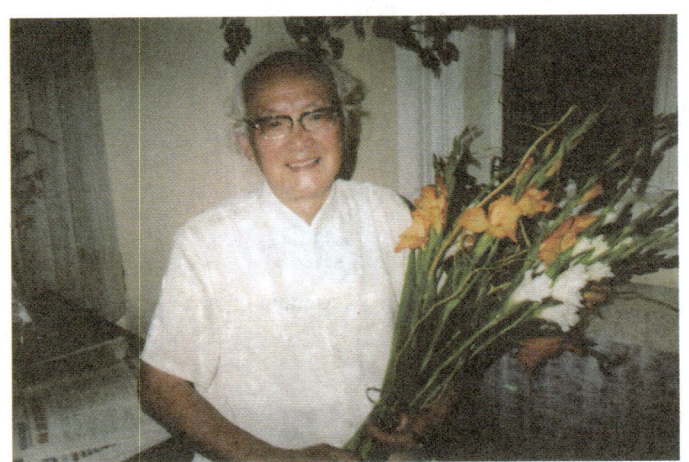

2007年于维也纳

推荐序
胡因梦（台湾身心灵导师）

我是在二十出头的时候开始练习静坐的，当年台北有位祖籍徐州、三代为草药大夫的唐师傅在某个美商机构里带静坐班，我听人说他有灌顶发功的能力，于是怀着高度的好奇加入了这个小团体。

第一天打坐没多久，唐师傅便开始一一为学员们灌顶发功，我是在座十几个人当中第一个有气动现象的。孰不知这种令我暗地自豪的外气启动现象，后来竟然演变成了严重的困扰。

外气启动但汇不进中脉，其实是气走岔了路，或者可以说是气进入了旁支而非主流。这层认识是半年后从某位印度瑜伽大师那儿得知的。这位在上世纪六七十年代活跃于欧美的 Swami 很坦诚地对我说，气必须汇入中脉才不会无法自主的晃动，但可惜他并没有能力帮助我，所以我只好静待造化的安排了。

忍耐了一阵子无法自主的外气晃动与上火，久违的师姐孙春华某日突然打电话给我，说是要到家里来为我做一件重要的事。在无预警的情况下，她竟然主动送上门来解决了我那段时期最严重的困扰。她把我的外气汇进了中脉。而这便是李老在本书第四部分所提到的"真气归中"经验。

与李老见面是在 2007 年。在这之前的一段漫长的"真气归中"历程里，我经验到了无法言喻的"气脉探险之旅"。我有过天人般的至乐与禅悦，也遭遇过剖腹产后从天上掉入地狱的"暗夜"考验。由于春华姐多年来一直在内地了她的菩萨大愿，因此我所有的气脉变化都只能靠自己摸索。在北京见到谦和、真诚、诲人不倦的李老，真有一种"气脉探索之旅"终于靠了岸的感觉。他就像是一部人体精微系统的百科全书，身心灵任何一方面的疑难杂症或潜能发展，你都能从他那里得到精辟的解析。举个例子，西方能量医学惯用的"基因形态发生场"这个词汇，李老就用了"玄空造化场"这个更传神的名词来替代。"基因形态发生场"指的是有形界最精微的元素显化的场域，换言之，再推演下去势必会进入对无形界的探索。立品出版的《改变，从心开始》也提到灵魂从无形界转成有形的人身，必须借助中脉七轮这个能量转化系统，才能将灵魂携带的软件记录，转成身心的硬件构造，但这样的解说仍然忽略了小宇宙与大宇宙之间的能量互动关系。

李老所谓的"玄空造化场"则更贴切地说明了宇宙行星射线的引力作用，是跟人类在有形界显化出因果业力息息相关的。此外，我多年来一直在经验以及教导的"拙火自律运动"，也从李老这里获得非常清晰的印证。李老称这种自律动功为"晃海"，顾名思义我们立即能明白这指的就是晃动海底轮。事实上，真气归中之后出现的第一个现象，就是从海底轮产生一股涡旋状的能量波,这时身体如果不紧绷,能够从人格的核心放松下来,这股能量波便自然会往上攀升,带动身体形成8字状的律动。这种律动看似简单无奇,其实是一种颇为强烈的内脏运动,因为它的方向是从里往外的。

多年来我的修炼方式就是李老所谓的"晃海"。由于这是一种动功,所以我始终没经历过李老在本书里描述的练功方法。就因为不是一步步按部就班走过来的,所以剖腹产后想再恢复经络原先的通畅状况,就不是一时半时能达成的了,原因很简单——我没有一张足以依循的能量系统指南地图。

如今读者们有此千载难逢的机会,可以在李老这样的国宝级大师指引之下,详详细细地理解从小宇宙回返大宇宙的整个历程,真是令人羡慕及欣慰。但愿读者们不必像我一样走了那么多的"气脉岔路",而能珍惜李老提供给大家的真诚指导。

目　录

推荐序　/1
前　言　/1

第一部分　从身体入手

我们身体最不正的是什么　/3

现在的人几乎都是鼻子冲前翘，弯腰伸颈，这个样子的身体外形，影响体内生命能的流通，这就叫"气不通"。要想身体健康，第一步就需要做到全身的气脉通。

人的精气神从哪里来　/6

单凭我们吃的这点水和饭来补充我们的精力，补充我们的营养，够不够呢？远远不够。实际情况是，我们每一个人都在不断地接天气，接地气，还接人气，要通过天地人三宝补充能量，可不只是吃喝。

关键要"开窍"　/10

道家理论说"玄空造化场"里，会产生一种对生命界影响很大的能量，古人就叫"生气"。修道的人除了被动地接受"生气",还必须"开窍",开发人身上的窍门、窍点,这相当于安装了"信号放大器"。

现代人为什么不"开心"呢 /16

夹脊窍和中丹田窍,这两个窍是接"人气"的。人与人交流,打开这两个窍,就叫"开心"。现代人天天防着别人,两窍紧闭,自然不接人气,活得不开心,痛苦也就没办法开解。

问答 /20

第二部分 体会一个"静"字

修道的方法 /33

有为法在修道来讲叫"筑基法",也就是打基础的方法,这时候"法无定法,因人而异"。所以,每个人需要选择适合自己的方法去修道。方法不是教的,是闻得而后悟得的;悟也不是真得,要自己修得;修得也不是真得,证得才是真得。

修道的目的 /37

"内虚灵",才是修行的正路。现在,不少信道信佛的人,越信越不灵活,越搞越愚蠢,就是不上正路导致的。我们一定要注意,修道不是为了变麻木,是为了开智。

如何理解"静" /42

静的对立面就是气动,动的对立面就是心静,人无时无刻不在动。所以修道练功,看着我表面不动,其实我里面气在动，血在动，动得还很厉害。所以要想真静，必须是动中之静。动的时候，应该心静，这才叫修炼。

如何修这个"静" /45

动是绝对的，动中求静，才能真静。那么怎么练呢？修道用的方法就是"返"字。我们修道可以从返听、返嗅、返观、返舌、返思开始，就是反其道而行之，就是要返璞归真，用的都是返。

少林寺的《洗髓经》 /51

"动中之静为真静"，放松不是背越来越驼了，不是像面团了，是慢慢像面包似的自动发开了——内空虚，外挺拔。这也就是少林寺的《洗髓经》，这就是洗髓，洗你的髓，髓就在你的脊椎骨里。

"正身"必"内省" /55

修道的古人认为，正身，就是调整姿势。调整姿势本身是个小道，是个技术；但是，古人同时认为它也是大道，就是要做人正派，堂堂正正地做人，这个是修炼的大道。小道是调整姿势，大道是凝神内省。

要真正理解传统文化，必须修道 /58

要真正了解我们的传统文化，一定要实修实证，不能只是依文解字地在那里"搞学问"，结果全都似是而非，振振有词却离题万里。我们要想看懂经典，必须实修实练，然后再结合着去看，一看就懂，这样才能一通百通。

回过来谈"盘腿" /62

> 我们了解了修道的几个要点,《洗髓经》里的方法,对于健身养神,对于治病防病都有一定效果,但是要长寿,那就达不到了。怎样才能长寿,并且开发人的潜能?那我们必须了解盘腿静坐的道理。

问答 /66

第三部分 修道的二十六个细节

"正身"的四大纲要 /79

> 自古至今,所有修道习武的人,都要"正身",其要点有二十六个,这二十六个要点一般分成四纲:其一是脚心;其二是头;其三是胳膊,古人叫肱;其四是颈。这四纲与我们修道所谓的盘腿打坐,是同样的历史悠久啊。

向雪山白猿学习 /82

> 盘坐的方法传说是七千年以前由观察雪山白猿而得到的。在七千年以前,这个方法叫做"坦特罗",现在我们管它叫"七支坐",因为它有七个方面的要求,就是手、脚、肩、腰、颈、眼、口,所以叫"七支坐"。

详细谈谈"七支坐" /84

> 人体的气血往上走,往周身走比较困难,但当你盘腿以后,人体就形成了环路,就能够把气血运行到周身,这才能"通关展窍",人体的气脉才容易练通。否则,气都不通,不管你修佛还是修道,都是"功夫不上身",都

不入流呢。

如何打通中脉 /110

到了"无为法"的高级阶段,就是开顶窍、阴窍、意窍,这三个窍开了以后,就叫"神意相会冲泥丸"。头一顶,一收领,展慧中,"神意相会,真气归中",气自然就归到了中脉。

问答 /115

第四部分 呼吸的训练

要善养"浩然之气" /125

真气要"养",要学孟子"吾善养吾浩然之气"。怎么养呢?去妄存真。那么怎么才能做到呢?打坐的时候卷舌塞喉,咬紧牙,息停脉住(入定),万念化一念,一念化无念,窍门就在这里。

呼吸的重要性 /127

呼吸在修行里为什么这么重要?因为呼吸和我们的思维息息相关——尤其是吸气,必然要影响中枢神经。其他五根——眼睛、鼻子、耳朵、嘴巴、皮肤,都要靠大脑的思维才能分辨思量。

用"六字诀"治病 /133

"六字诀"是陶仲景推广的,或者说是他发明的,跟我们的呼吸也有着特殊关系。他用六个字的发音来治疗各种不同的病症，很有效果，所以一直流传到今天。

学习炼内丹　/135

修道是个"顺则成人逆成仙"的过程，我们刚开始练，不说"成仙"，首先至少要突破寿命的限制，求得长寿健康。要达到这个目的，就要气脉通。气脉真正通畅的标志就是"止息"，所以我们呼吸的频率与我们的寿命是成正比的。

问答　/142

第五部分　修炼金丹大道

对"气"的理解　/151

我们刚开始修道，练的这个"气"叫什么气呢？这个气叫卫气，中医叫浮阳气，又叫意念气。为什么叫卫气呢？因为它是保卫人体的。它也叫皮毛气，因为它走人体的表皮，所以可以表现在人的体表之外，科学界又叫它"身体辉光"。

对生命的把握　/155

生命中有一个可以把握的绝对，我们通过返先天，就可以把握住这个绝对，然后就可以实现绝对的自主，绝对的自由，达到所谓"逍遥游"的神圣境界。

金丹大道的基础　/161

丹道的入门功夫就是"百日筑基"，就是男的要"马阴藏相"，女的要"斩赤龙"（断月经）。练不成"马阴藏相"，就谈不到健康长寿。练不到返先天，出不来"先天一气"，就谈不上开智。

情性结合才成丹 /166

"道用人情世岂知"，修道炼丹就要用这个人情啊。所以真正金丹大道，不是只用性，用到性荷尔蒙，用到精，而且还得用情，真正是情与性的结合。

佛道修行，不谋而合 /174

修佛修道，自然而然，是不谋而合的。不要死抱着个门户之见，来为个人设限；更不要稀里糊涂的，搞得迷信偏见盛行，乌烟瘴气。要有智慧，佛家叫"要有见地"，先做好人，再谈修道修佛。

好好吃饭，好好睡觉 /184

睡眠最重要的就是"头"的维护。修道有一个原则：头要凉，脚心要热。头如果充血，脚就要缺血，脚就会凉——刚好跟修道反过来。我们呢，最好晚上九点就睡觉，古人都是这样养生的。

问答 /189

前　言

　　昔日"竹林七贤"之一，晋代的嵇康曾撰写《养生论》，他提出：世间神仙之学，其主旨在于养生。姑且不论世间是否真有神仙，道家的"仙学"思想及其技术方法，对于古今中国人养生长寿方面的助益，屡屡见诸史书，这是我们无法否认的。

　　道家"仙学"的核心，就是"内丹之道"。修习内丹，对于我们的身心喜乐、健康长寿，极有功效。笔者曾与李谨伯老先生同登武夷山，只见年逾九旬的老先生健步如飞，气不喘脸不红；一帮年轻人落在后面气喘吁吁，不能不令人对内丹之道生起油然的信服、崇敬与敬仰。

　　李谨伯老先生生于1920年，出身于银行世家，拥有丰富而传奇的人世。1947年，李老因昔日忘我地工作而身患恶疾。李老为此寻师访道，先后获得道家多位高人的青睐，并得到他们秘传的修道真诀。李老至诚用功、潜心实践，真正掌握了道家内丹修炼中的上百种秘诀。退休后，李老不辞辛劳地为国内外的友人同好传授内丹之道，为中华传统文化的传承与发扬作出了贡献。

　　千古以来，有关内丹之道的修习与证悟，多以私传秘诀口耳相授，丹经道书上又多"以象会意"，读起来难免云山雾罩不知其意。今李老能够打破私藏密授的传统，将自己大半生实践研究的心得——道来，对于我们这些讲求养生、希望健康长寿的人，不啻为甘霖雨露。

  本书根据 2008 年 2 月 9 日至 13 日李老在山西讲授内丹修道之学的录音稿整理而成。正文两侧的注解，则是笔者广泛引用道家的经书典籍，与李老的讲授内容互为启发、互相佐证；同时，也可作为李老相关说法的延伸阅读的素材。如有题意不符的情况，实属笔者才疏学浅，敬请见谅。

陈 阳

2008 年 11 月 9 日志于北京

第一部分 从身体入手

我们身体最不正的是什么

大体而言，人是由躯壳和精神组成，看得见的身体和看不见的精神组合为人。先说我们看得见的部分。从身体来说，我们最不正的是什么呢？就是脊柱。你看，现在的人几乎都弯腰驼背，上身和头冲前。你看看，哪一位不是鼻子冲前？你再看看佛像，鼻子与肚脐眼在同一条垂直线上。佛像跟我们最大的不同，一看就知道，没有一尊佛像鼻子冲前，伸着个颈，跟呆头鹅似的。

有一次，我去山西大同的云冈石窟，有一个寺叫华严寺，有一位雕塑家，正在塑观世音的像。他用石膏在那儿塑，塑像真的非常美，他很自豪。他问我说："你看我雕得怎么样？"我说："作为一个美女，你塑得很好；但作为观世音，你塑的不是观世音。"他觉得很奇怪。古人塑的观世音是收颔的，收下巴的，鼻子微微回收的；而他塑的美女的鼻子是冲前，往前伸的，像是翘鼻子。

看看我们在座的，几乎无一例外，都是鼻子冲前翘，弯腰伸颈，这个样子的身体外形，影响体内生命能的流通，这就叫"气不通"。要想身体健康，第一步就需要做到全身的气脉通。为什么？因为人的各种生命活动是由大脑来指挥的，

> 古人修道，讲究三挺诀要。三挺诀要，指颈宜挺，脊柱宜挺，肋骨宜挺。这样有利于气贯全身，精气灌顶，五脏正位，气生神生，气活神活。

第一部分　从身体入手

通过脊柱，通过脊腔里的六十二根神经组织来指挥的。我们的任何行为都是靠大脑通过神经来支配的——就像现在，我说话也是，您听说话也是。所以"身正"才能"气通"，"气通"才能"意静"，"意静"才能"神活"！有人说我总是思想静不下来，就因为身不正。

如果弯腰驼背，脊柱里的神经就受到压迫。时间一长，还会造成各种病。比如有人老是不快乐，老是忧郁，说是得了忧郁症。心理学家说你是心理疾病，其实不是，是脊柱的问题。有个人很特别，他总是全身一会儿这儿痛，一会儿那儿痛，医院给点止痛药，还是不管用。我一看，说他的毛病的根是脊柱不正。他不大相信，我让他看他鞋跟的外侧，结果磨损得很厉害。他也感觉很奇怪，不知道为什么自己这么费鞋。后来直起脊柱，这个怪毛病就渐渐没了。

我在背后看每个人走路，一肩高来一肩低——脊柱不正，总是歪着，久而久之，就会压迫脊柱里的神经，就要得病。我小时候念书，做功课都是往右边歪的，所以我的脊柱也是歪的，虽然现在看不出来。在座的，我敢说没有一个人的脊柱是正的，这非常影响健康。而你们看佛像，它们的腰就是挺直的。

腰一挺直，脊柱就正，所以气就通了。我们气不通的原因，是因为腰不直，所以身不正。因此，修道的第一步，就是要放松、挺腰、直背、正脊柱。方法非常简单，可是坚持非常难。修道，你得坚持，一天到晚要做得到，要坐有坐相，站有站相。

《水浒传》里有一个人，叫神行太保戴宗，他能够日行

形者，生之舍也；气者，生之充也；神者，生之制也。一失位，则三者伤矣。
——《淮南子》

这段话就强调修道的人，首先形体要正，要直，然后形、气、神三者相合，才能身心健康。如果形体"失位"，不正不直，则形、气、神"三者伤矣"。

几百里。他怎么做到的？窍门就是挺腰直背，鼻子微微回收，然后周身气脉通，走起来，就好像后头有人在推着他，结果他越走越轻，越走越快，越走越有精神。现在，我们老年人到外面散步，走个几里地还可以，但回来累啊，腿酸、腿疼，甚至回不来了。越回不来了，就越弯着腰、抬着头、伸着鼻子往回走，他就越是走不回来，走一步歇三歇。但是，如果你挺腰直背，鼻子微微回收，你就会越走越快，越走越轻。爬楼梯也一样，头冲前地走，就越走越累。你要是挺直了身体走就越走越快，越走越轻松，因为你脊柱直了。其实道理就是这么简单，但是要坚持很难。

我们这次来研讨，能够搞清楚怎样把脊柱挺直了，不枉我们五天相聚一场，算是没有白忙活。在过去，行家在公园里看人打太极拳，说那个人打得好，很有气势。这是什么道理呢？其实就是先看他的鼻子。如果这个人抬头翘鼻子或者低头哈腰，那就是老师没教好，因为他的鼻子不正，脊柱也不正。所以，有些在公园里头打太极拳的，表面上看着很好看，但鼻子前伸或者脊柱是歪的，不是抬头观天，就是低头哈腰。真正打好太极拳的，肯定鼻子微收，身体挺直，脊柱正，身体管道才通啊。坚持做到很难啊，而修道就是这样开始的。

其实，真正打太极拳的高手，一定是先练静坐的，因为真正的太极拳是炼"内丹"时自发动起来的架势，不是柔软的舞蹈动作。

人的精气神从哪里来

中医讲"望、闻、问、切"。先说望：一看他脸色黄，或者是惨白，没有血色，不是红润的脸色，这说明什么？我们要知道，脸色黄，是脾经、胃经有病；白而无华者是大肠经、肺经有病；青而无华者是肝经、胆经有病；黑而无华者是膀胱经、肾经有病。中医一望诊，就知道了你是哪个系统有病了。所以，我们要知道，我们很多人一天工作劳动，或者用脑，或者用体力，一天用去很多的脑力和体力，单凭我们吃的这点水和饭来补充我们的精力，补充我们的营养，够不够呢？远远不够。实际情况是，我们每一个人都在不断地接天气，接地气，还接人气。要通过天地人三宝补充能量，可不只是吃喝。天有三宝，日、月、星；地有三宝，水、火、风；人也有三宝，精、气、神。我们修道的人可以几天不吃饭，也可以一天吃好几顿。所谓"精足不思淫，气足不思食，神足不思睡"。

你看卫星，它是靠燃料，固体和液体燃料，挣脱地球的吸引力才成为卫星的。那么卫星为什么能在轨道上运转不掉下来呢？还不是星球产生的引力维持着它，不掉落，不上不下。可见星球的引力很大，能把几十吨重的卫星托在太空中，

> 天有三宝日月星，人有三宝三丹田。
> ——《道机经》

而且能运转,这是天有三宝日、月、星的力量。太阳对我们人类的影响很大,它哺育万物;月亮对我们的影响也相当大,它的引力能把海水吸起来。妇女的月经例假,与月亮的影响是分不开的。去中医院,如果是个比较传统的针灸大夫,他在月圆的时候不敢给你下补针;在月亏的时候,他不敢给你下泻针,就是因为月球引力对人的影响,等有空我专门讲讲这个。不只是地球,所有的物质间都有吸引力,这就是万有引力。这是物质界,生命界也是如此。我在吸引您,您也在吸引我。

人生病或者死亡,或者是遇险,飞机失事,汽车出祸,每月的初一、十五前后,总是多发期。所以,天有三宝日、月、星,修道的人就要了解天、地、星球对我们的影响。九大行星,从冥王星、天王星、海王星,一直到水星、木星、土星、火星、金星,它们对我们的引力有多大?我们一般不清楚,其实是非常大的,时时刻刻影响着我们的生活。它们在运转着,运转的位置,对每一个出生的婴儿都有相当大的影响,决定他的能量场,影响他的遗传基因。我们的古人用一套办法来表达,这就叫生辰八字。生辰八字的道理在哪里?就是他在出生的时候,天上日、月、星的位置在什么地方,这时星体间产生的引力波互相作用,就产生了一种类似星系的旋涡能量场,这个能量场被古人叫做"玄空造化场"。造化造化,它自然会在这个婴儿从先天到后天、从娘胎到世上的刹那,造化这个人,产生特定的作用,影响这个人的许多方面。在古人来讲,这就是所谓"天人感应"、"天人相应"、"天人合一"。

一些研究风水之学的道士,特意将山脉、光照、水流、地磁、地电、方位、气流等融为一体,运用"玄空造化场"的理论选择京师风水吉地,曾产生过较大的影响。

道之在天者，日也；其在人者，心也。故曰：有气则生，无气则死。生者，以其气。

——《管子》

我国古人认为，世间万物，都是气生化繁衍的结果，上至日月星辰，下至五谷百物，中至福寿祸夭，无一例外。万物得生气则生，无生气则死，故而特别主张子时（23点至凌晨1点钟之间）补"元气"。

老年人常说，夜里看到天上的星星，有一颗掉下来了，一定是有一个大人物死了。我们听说过吧？什么意思呢？就是我们每个人都拥有不同的星体间的引力能量场，受到了特殊的影响，可是我们后天并不能觉察；而修道的人可以"返先天"，慢慢地也就能感应到这个场了，也就了解了；了解了就会相信并且顺势而行，这就是所谓"顺其自然"。在凡人来讲，只好自我安慰，把"逆来顺受"说成是"顺其自然"，这当然曲解了圣人的本意。

这些东西，除了修道内证的人外，更多的人不练功夫，只好通过"术"来把握。在西方，人们叫星象学，占星术，讲星座，比如我是宝瓶座，你是处女座等。什么意思呢？还是一样，你什么时候出生的，这个星座对你有主要影响，然后就说你对应这个星座了。东方，主要是生辰学，命理学，看生辰八字，或者更高级一点的是紫微斗数，能更明确地看出星体和人之间的关系。其实，都是建立在天人感应、天人合一的古代哲学思想基础之上，建立在"玄空造化场"的基础之上。

道家理论说"玄空造化场"里，会产生一种对生命界影响很大的能量，古人就叫"生气"。这个"生气"就是我们需要的能量，这股能量主要补充我们的"元气"，补充我们的"真元之气"。我们要是离开这个"生气"，就没有"元气"，光靠吃东西，那远远不够。所以古人讲，"上天有好生之德"，就是说我们人人不能脱离日、月、星。修道的人当然更不能脱离日、月、星，只是我们从被动的接受可以达到主动的修补，这又上了一个境界，生命的品质更高。

可是很多现代人，他接受日、月、星的"生气"，补充他的"元气"的时候，接受得非常有限。这里面一个是时间问题，一个是方法问题。什么叫时间问题？因为古人无不是天一黑，不点灯就睡觉，夜里也许两三点就醒了，醒了就修行。这个时间当然高效接受"生气"补"元气"，因为天一黑到夜里的一点钟，是我们每个人生发气血的时候。可是我们现在的人，晚上看电视、聊天、喝酒，总要弄到11点、12点，甚至于一两点钟才睡，甚至于有三四点钟才睡的。所以就得不到"生气"的补充，日子长了自然亏了"元气"，气色不华，还美其名曰"亚健康"，不过就是全身的能量水平太低嘛。

你看小孩长个儿，肯定是天黑到夜里一点钟长得最快，妇产科的护士、大夫都有经验；有农村生活经验的人，到稻田里头看农作物，夜里都能听到麦穗长个儿的声音，但准在一点以前结束，过了一点就静悄悄了，噼噼啪啪的声音就没有了。我们现在的人为什么脸色不好看呢？就因为睡得太晚了。一看电视就看到凌晨一点，已经错过了生发气血的时间了，也错过了"玄空造化场"以"生气"补"元气"的最佳时机了，"天与弗取，反受其咎"，天有好生之德，你不要，那有什么办法？只好遭殃。所以早睡非常重要。老年人千万别过晚上10点才睡，最好9点就睡。小孩子最好8点就让他睡，哪怕半夜醒了再做功课。人体缺乏气血，能量不够，制造出来的组织细胞就是半成品，结果健康细胞变成了癌细胞，真是没话可说。

关键要"开窍"

修道的人远不止这么被动地接受"生气",修道的人可以"开窍"。开发人身上的窍门、窍点,相当于安装了"信号放大器",不但能接受到天的"生气"、地的"地气",还能接受人的"人气"。

> 人皆有七窍,以视听食息。
> ——《庄子·应帝王》

修道必定要学会"开窍"。全部修道不过就是修一个"静"字,心静意静。但修静的方法是什么?静修的方法就是开窍,就是学会开窍。但是"开窍"这件事,古人叫"千圣不传"。为什么不传呢?过去的说法是避免传给"非人","非人"当然不是指鬼神或者畜生,而是德行修养不好的人。所以要"慎传",免得传给了心术不正的人。但以我这一生的经验来看,人有一个毛病,就是"便宜没好货,好货不便宜",不搞得神秘一点,隆重一点,人就觉得"便宜没好货",反而不当回事。另一方面,古人自称自己怎么怎么样,他们真的就那么境界高尚,所以才"自珍其宝",门户森严?我现在觉得,这事也不一定。我年事已高,我是无所谓,只要大家肯学,我没什么可藏着、掖着的。

真要修道,必先开窍。开窍一定要"用诀",这个"诀"是秘诀,一般人他是不传的,叫"假传万卷书,真传一句话"。

古人说"给我十两金,不传一口意"啊。诀是一种用"意"的方法,他为什么不传呢?因为他要传给有德者。那修道怎么办呢?要开窍,得懂得秘诀啊。其实诀大多只有几个字,非常简单。大道至简,非常容易,上手容易坚持难,秘诀本身一点都不秘。人身上有无数接受宇宙自然"生气"的地方,也有接受社会生灵"人气"的地方。比如,凡是骨头连接的地方,都能接受天的"生气",也就是关节都能接受天的"生气"。简单吧?简单——这就是一句秘诀。

我们身上的这些窍,不但有接受功能,而且还有发射功能,就是说还能发出"气"来。有个修行不错的姓杨的老太太,如果活着的话今年将近100岁了,她甚至可以用屁股发功,由脚心发功。这个功夫就深了,所谓人身无处不丹田了。但是,我们大家要特别注意,修道常用的窍位,它和经络学上的穴位是不一样的。如果一样的话,也就没有"假传万卷书,真传一句话"的说法了,大家根据书本练习不就得了?不行,看书修道是不会成功的。所以二者有相当大的差别,不要搞错了。

穴位是人体经络里面的小发电站,人身体的穴位相当于生物发电站,这些生物电在穴位里产生然后沿着经络运行,影响人体生化反应的方方面面。它有一定运行周期,大约每昼夜运行五十二圈。所以中医里用电的良导体——金属的针来针灸,道理就在这里。修道要开的窍,则多半与人体产生激素的腺体有关。大体上,我们修道常用的有九个窍,这九窍可不是穴位,它们大都跟人体里的激素,以及激素所在的腺体有关。比如,这里四个窍,集中在脑袋上,这主要是接天的"生气"的。这四个窍:一个是"顶窍";然

> 精候天道长生草,七窍已通不知老。
> ——《黄庭经·下部经》

> 古人修道,有人讲要开"七窍",有人讲要开"九窍"。主开九窍者比七窍多顶窍、夹脊二窍。

后是"意窍",又叫"上丹田";第三个叫"玉枕窍",又叫"神窍"——注意啊,可不是玉枕穴;还有一个呢,叫总窍,是非常重要的窍,也叫"泥丸"。这个就是有些道书上说的"泥丸宫",实际上是人的脑垂体,统管我们的内分泌,可以自动调整我们身体的各项功能。就人体激素分泌而言,它相当于中枢,它就像花生米这么大,但作用很大,所以这个又叫"总窍"。

> 泥丸百节皆有神。
> ——《黄庭经·至道章》

古代修道之人认为统领全身之神的是泥丸中心之神,故此又称"一部之神"。他们认为脑内中央方圆一寸之处即为泥丸神所居之处,此神总管一身之神,至为重要。

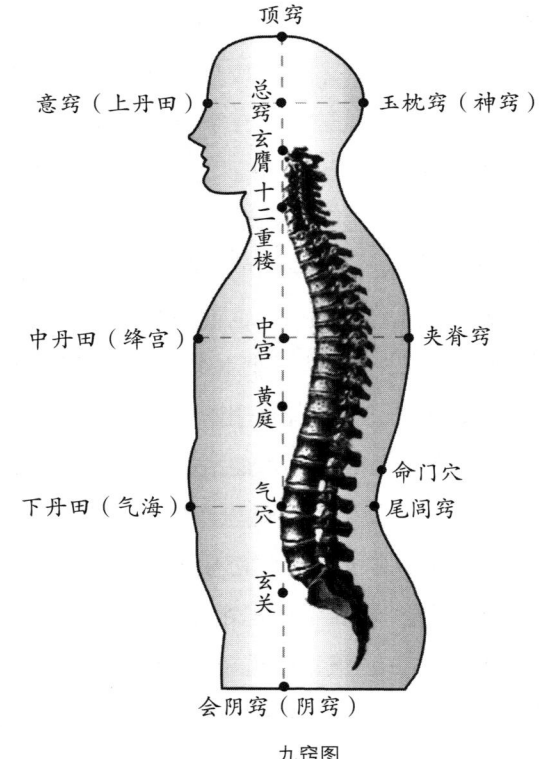

九窍图

这四个窍是接"天气"的,或者说接"生气"的。前面我们讲过,我们时时刻刻都在接宇宙天体的"生气",天人是合一的，天人是互相感应的。人类是离不开天体的"生气"的。你能不能进入修道的殿堂，要看你能不能大量高效地接受天上的"生气"。打开这些窍，你才能大量地接天上的生气。我们多数人，这四个窍，都相当闭塞，不是充分在起作用，所以必须要打开，开窍才能修道。开了窍，当然能够身体好，气力足，才能脑子好使，才能长寿，甚至于开发我们的潜能。

天地天地，有天必有地，然后我们还要能够接受"地气"。我们知道地下的磁场，是有脉络走向的。我们把房子盖在这个地脉上，磁场就好；盖到那个地脉上，这房子就不好。过去说阴宅、阳宅，看风水，找龙穴，就是找地磁场。所以古人认为风水对我们一生的命运会起到相当大的作用。甚至于子孙后代，对三代子孙都会起很大的作用。地气和天上的"生气"有什么区别吗？其实一样，都可以补充我们的"元气"。但是，"地气"跟天上的"生气"有一个很大的不同，它不像天上的星体，高悬于太空之中，它在地表上，所以有个奇妙的特性。这个特性是什么呢？就是"遇风则散，遇水则聚"。喜欢水把它包围住，遇水则截住它了，就把它给留住了，遇到风它就散了，因此民间管它叫做风水，这是它的特点。其实它正式的学名不叫风水，它叫堪舆。堪是什么？是天道；舆就是地道，民间俗称为风水。

那么，修道的人怎么接地气呢？接地气要开三个窍。哪三个窍呢？人体背面的这一个是尾闾窍。这个尾闾，本来是分为上尾闾和下尾闾的，中医主要用下尾闾，也叫长强穴。那么下尾闾在哪儿呢？在尾骨的第三节。可是我们修道的人

尾闾，起于脊柱末端，是修道"三关"之一。三关，就是尾闾、夹脊、玉枕三处，修道要"冲三关"以打通气脉。

用的尾闾窍跟这个下尾闾不同，它是在命门下一寸。命门是和人体正面的肚脐相对的，尾闾窍就在命门下，和我们的"气海"相对。它实际上是个什么东西呢？是人的肾上腺素比较集中的地方。我们都知道，这个肾上腺素，它的作用非常强。这个肾上腺素主要起什么作用呢？比如说，有个强盗在追我，我平时走10里路都很困难，可是他追我的时候，我可以一口气跑10里、20里、30里，甚至翻高墙都可以，因为只要有一滴两滴的肾上腺素，我立刻就能把无穷的潜力发挥出来。大家都知道，在药房里可以买到这个肾上腺素，是专门用来抢救垂危病人的，或者是给重病病人用的。

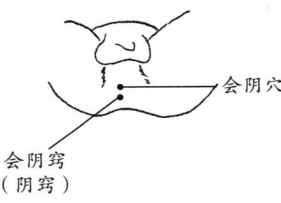

所以，尾闾窍里面充满着肾上腺素，它是我们生命机能保持旺盛的"气血"，非常重要。它相对的，人体正面的是"气海"，气海是储存人体"卫气"的窍位，也叫下丹田，这是正面背面相对的两个窍。第三个窍就是我们的肛门前口，叫做"玄牝之门"，或者叫做"牝门"，也叫"会阴窍"，注意不是二阴中间的"会阴穴"。会阴穴在两阴之间，而会阴窍是在肛门前口，所以也叫"阴窍"。

凡是修道的人，都需要接"地气"，因此必须打开这三个窍：尾闾窍，下丹田窍，阴窍。下丹田大家可能听得比较多，因为这个地方是性激素的存储之地，所以叫"气海"。人体的性激素虽然在全身的血液里都有，但是主要存储地是下丹田。

下丹田，又叫下田、气海、气穴、元海、沧海、生门、土釜、坤宫、北海、蓬壶、造化壶等。古人认为，此处位于脐下一寸三分，方圆一寸二分，内藏"先天真一之精"，是"结丹之所"。

所以，修道所说的窍，大体上与人的激素是分不开的，它的影响是全身的，穴位往往是影响一条经脉，它们的作用是不同的。

那么，头上四窍接"天气"，腰腹部三窍接"地气"，这是七窍。修道开九窍，还有两个窍是什么呢？就是我们平常说的中丹田和我们背后的夹脊窍。夹脊窍在我们两胳膊的连接处，我们平常背后这两肩膀连接的夹脊窍是闭死的，修道的时候要打开它，打开以后和人体正面的中丹田来接"人气"。

夹脊窍的前面，相对的那个地方叫中丹田，又称为绛宫。这里与心脏是有关系的，是人体胸腺所在地，也是与激素有关系的，也是激素所在地。胸腺激素到年老以后，它的作用会慢慢减低，但是它在人的生命活动中很重要，因为它是经络之气，它是走五脏，走血液，走组织液的。它又叫"经气"，也叫"荣气"，又叫"营气"。这种"气"其实是胸腺激素，走经络、血管，润泽五脏，是存储在中丹田里的。我们讲精、气、神，"气"指的就是这个。

> 绛宫，是修道时心肾二气相通之处，是"心下关窍"，与心脏关系较大。因为心五行属火，火为赤色，故中医又称绛宫为"赤帝宫"。

现代人为什么不"开心"呢

> 青赤白黑，各居一方，皆禀中宫，戊己之功。
> ——《周易·参同契》

> 中丹田，又称中宫、规中、中黄、中田、土釜等，是修道至为重要的一窍。

夹脊窍和中丹田窍，这两个窍是接"人气"的。人与人交流，打开这两个窍，就叫"开心"。这两个窍打开的方法极容易，打开就叫开心、舒心。我见到你，我很开心，你这个窍也就打开了。我见到你，愁眉苦脸，怕我跟你借钱，那你赶紧自我防卫，这个窍也就闭上了。你不会喜欢我，我也不会喜欢你，这两个窍不开，也就没"人气"。我一见你，我就眉开眼笑，我已经在接你的"人气"了，你也就比较喜欢我了，这时候就"有人气，有人脉，气场对"。

现在我们知道了，现代人为什么不"开心"呢？大家天天防着别人，两窍紧闭，自然不接人气，活得不开心，痛苦也就没办法解开。如果这个人经常愁眉苦脸，还会"相由心生"，他就长出烦恼线来了，就是两眉中间靠两边的这种纹路；再愁眉苦脸，他就长出"悬针纹"来了，就在两眉的正中间这个位置，形状像竖立着的针。悬针纹是非常不好的纹路，老年必孤独啊。为什么呢？长期接不到人气，别人也接不到这个人的人气，两不相干各走一边，自然就只活自个儿，就孤独了。我从那个年代过来，人与人之间关系很紧张，也是不接人气，两眉中间就出现一条悬针纹，结果老年果然孤独，只好修道。大家在座的还都没有，多好啊，我很羡慕你们。

这个悬针纹，古人讲"上克父母，下克子女，老年孤独，必定暴亡"，连临终都是非正常死亡，真是很凶的一条线。但是只要你心态好，做了好事，这个悬针就拐弯了，一拐弯就是好线——万幸啊，我这条悬针纹拐弯了。人活着要为别人做好事，做好事活着才有意义。如果很烦恼接不到人气的人，能够勉强自己更多地为别人服务，他的悬针纹就会拐弯；这时候，这条线叫阴骘纹，也就是有阴德之纹。否则的话，克人克己，孤独，非正常死亡，很凶的。外国人往往长在下巴这儿，这也是悬针纹。从悬针纹到阴骘纹，其实就是从不接人气到接了人气，心胸前后两窍开了，心胸宽广，贵人帮助，自然逢凶化吉了——这也是修道啊，会修道当然会做人处事，就这么简单。所以人不能把自己的苦难和烦恼看那么重，整天在那里愁眉紧锁自我封闭，还得爱别人，帮别人。孔子说"唯仁者能爱人，能爱己"，也是这个道理。所以人和人之间交往，还需要有一种接受人气的交换，才能开心。人活着不能老为自己，总该为别人做些事，才有意义。

还有两条阴骘纹，在下巴两旁，越深越长越好，因为只有你做尽善事好事，才能长得出来。此外，从鼻根两旁弯向下巴的叫法令纹——法令纹越深越长，越高贵，这个人的阴德就越高。

这样我们就知道了修道要开九窍。我们知道有三个丹田，下丹田，中丹田，上丹田。上丹田在两眉间。上丹田和玉枕窍相对，它们的中间，在人脑里面有什么东西呢？里面就是松果体，也叫泥丸。泥丸是总窍，它前面叫上丹田，最主要

> 重积德则无不克，无不克则莫知其极，莫知其极可以有国，有国之母可以长久。是谓深根固柢，长生久视之道。
>
> ——《道德经》

的是有一种"向性腺激素"。向性腺激素是什么意思呢？人体不单单有"性激素"，还有"向性腺激素"。性激素是产生性功能的，也是产生我们的精力的，让我们精强而力壮，这是性激素。人体产生性激素，这叫"性"。可我们人类还有"情"，产生"情"的生理基础是什么？就是向性腺激素。

如果单讲性激素，那畜生也有。所以人不同，还有"情"。有情，我看见一个小孩，我就想抱他，因为有向性腺激素。我看见一个老人摔跟头了，我赶紧去扶他，我跟他有"情"。情也是天生的，它由一种激素在人体上丹田这个位置产生，所以有一个盛装妇女在我面前走过，或者是一个帅哥在我面前走过，我都要回头看看。我为什么多看她两眼？并不是我有非分之想，我只是很单纯地想看看，喜欢看看。当时，我们就觉得有一种能量，一种气，所以我们就想多看两眼。为什么人都会这样呢？因为人人都有向性腺激素，所以人人都有情，佛家讲"有情世间"。

上丹田也叫意窍。因为道家认为人的意念接受和发送是集中在这儿的，人的意念活动也通过这里往外传播，所以它也叫意窍。古人有这么一句话，叫做"出死入生"，什么意思呢？就是如果这个人老是意念、思维活动纷飞的话，他的"气"老通过意窍外放，损耗元气，人体能量水平下降，那就叫"出死"；入生呢，是讲修道的人经常修炼，修静，思维活动平缓，到了高级阶段甚至"息停脉住"，思维活动基本停止，用神思，那这个意窍就可以高效地吸收"生气"，这就叫"入生"。所以，《内经知要》中说："恬淡虚无，真气从之。"还说："精神内守，病安从来。"修道就要修静，

积功累德，慈心于物。忠孝友悌，正己化人。
——《太上感应篇》

其安心安性则清虚澹泊，其接物导人则慈爱恺悌。
——《丹阳真人语录》

古人认为修道之人，要积功累德，也要慈爱有情，并不是"事不关己，高高挂起"的麻木寡情之人可以修成功的。

不是用后天的功利心玩花样，瞎折腾，《内经知要》中说："不根于虚静者即是邪术，不归于易简者即是旁门。"

因此，修道要修"虚静"，要"敛神"。平常人活动讲话，气是通过意窍往外放，消耗能量，"出死"；可是我们修道不是，修道是接收，是敛神的。所以"出"，老外放就走向死亡；如果"入"，老接收就返老还童，这就是"返观"的作用。只有修静才是修道，只有返观才能长生。我们回头再讲怎么返观得长生。其实，所谓修道，修的就是一个静字，用的就是一个返字。《内经》中说："古有真人者，提挈天地，把握阴阳，呼吸精气，独立守神，肌肉若一，故能寿蔽天地，无有终时。"这就是我们修道的心胸气魄和追求目标，也是我们修道的方法。

> 若要真功者，须是澄心定意，打迭精神，无动无作，真清真静，抱元守一，存神固气，乃真功也。
> ——《晋真人语录》

问答

学生：李老，我平时习惯了弯腰驼背，现在开始纠正，是不是很难？

李老：你要是驼背很厉害了，就买一个背背佳，可以买大号的。上午戴两个小时，下午戴两个小时，不能整天戴。穿上背背佳把腰挺起来，这么放松坐着，慢慢地训练得坐有坐相、站有站相了，这样脊柱才能直。你背驼得厉害，这个一定要调整过来，不调整以后慢慢各种病就来了，这个很重要。平时坐的时候，要有坐相。这个坐相的特点，就是鼻子微微回收一点，安藏喉，收下巴，使玉枕窍开，任脉开通，气沉丹田，不要向前翘。你看跳芭蕾舞的，唱京剧的，那些演员一亮相，也是这样把下巴往回一收，也是这样的。可是我们平常人不是这样，坐没坐相，站没站相。所以要把腰直起来，让这个脊柱直立，就像这幅脊柱的图（见图）。我们平常人的脊柱是S形的，应该把它撑直；身体要放松，特别是颈要放松，如果颈僵硬，气必不通。

学生：这个S形，实际上是不对的？

李老：这已经是弯曲的了，所以里面的神经都在受压

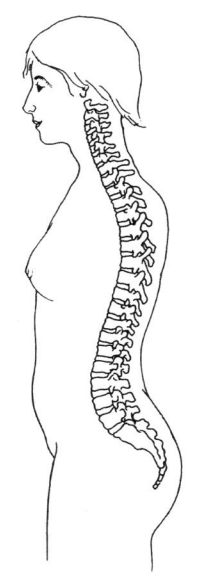
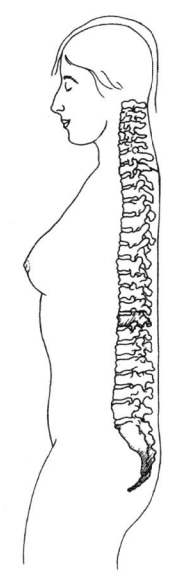

S形脊柱　　　　　正确脊柱

要知任督二脉，体不端直，则气塞；体一端直，则气机无阴，百络通利，关系非细。
——《琐言集》

迫。我们修道，讲究人身有各种触觉，佛家讲有六十四种触。这个触是什么呢？就是当你修道时候，你脊柱里的神经开始要恢复了，共有六十四种恢复的感觉。比如身上发麻，这是你的胃经要恢复了；身上有痒的感觉，想抓想挠，这是你的肺经恢复了。我们常见的触有八种，就是冷、热、酸、麻、胀、痛、痒、蚁走感（蚁走感是肾经在慢慢恢复时的触感），这是最常见的。还有很多不常见的。有多少呢？多到六十四种。比如说突然感觉飘起来了，突然感觉沉到地下了，突然感觉自己大得像个巨人，突然感觉自己像个小孩，这些都是修道的时候一种恢复反应。直起了腰，脊柱里的神经在解放的时候，它就有反应了——这在修炼里面就叫触。

原本隐明，内照形躯。
——《周易参同契》

内视，又叫内照、返观，指修道时收视返观，以元神照视体内。这个时候，"原本隐明"，即处于隐处、一切明了的"元神"，就可以"照察"形躯内的"内景隧道"了。

学生：内视和返观是一回事吗？

李老：对。明朝的李时珍就说："内景隧道，唯返观者能照察之。"所以经络在哪儿？不是建立在西方解剖死人的解剖学基础上，而是建立在修道的人返观内证的基础之上。修道返观久了，会内视到身体里的景象，经络啊，关窍啊，都可以在功态里感知到，西方的解剖是看不见的。

学生：李老，您是说，很多人修行，气一直不通，就是因为连下丹田的位置都没有找对？

李老：对。起初找不对下丹田的位置，将来就找不到"玄关一窍"的位置，炼精化气连起码的基础都没有，练也是盲修瞎练。腿痛是因为脊柱没拉直，脊柱不直，气就不通，多少修道修佛的人，都白费了那么多年的光阴。炼精化气真要及格了，就能做到闭关锁阳、马阴藏相。这里边有一套方法，像"生热安炉"啦，"降阴升阳"啦，"抽坎添离"啦，等等。女人修道，叫"女丹功"，另外有一套做法，我后面会给大家介绍。但是不论男女，修道都得"百日筑基"。处女、处男不需要练百日筑基功，因为他们没有漏身，不破体；破体人要先补漏。筑基的时候有些辅助功法是一定要做的，男性的辅助功的名字叫"九九还阳术"。女丹里边，女性必须天天做的辅助功就是揉乳房，天天要早晚揉乳房，掐乳头——最初一刻钟不超过三百六十次。

学生：女人修道为什么要揉乳房呢？越揉越有欲望，不是自寻烦恼吗？

李老：揉乳房是女丹里边"斩赤龙"的辅助功，意守乳房沟和膻中窍（不是穴），可以斩赤龙（断月经）才算是女丹筑基功的完成。另外，揉乳房也是女性避免乳腺增生的重要办法，现代人里面，十个女的可能有七八个都得乳腺增生。乳腺增生就是乳房小叶增生，可能会癌变成恶性的，如果天天揉乳房，就可以防治这个病。（这种方法是"清修派"的练法，最早是孙不二总结的，"双修派"不是这样练法。）

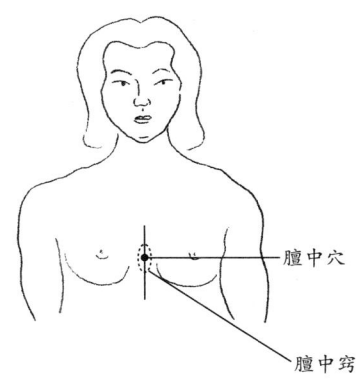
膻中穴
膻中窍

　　我这次讲的方法主要是清修派（独修派）的练法，双修派不是这样的；即使是清修派，它整个修炼过程都是"以快意为纲"，又叫"自身夫妻自交媾"。有了性感而不想入非非，不胡思乱想，这不是坏事，能明心、清心而又"来药"，这是健康人的表现，精强则力壮。这时如果烦恼，才要炼精化气，而不思泄，我们就是要"交而不泄"。烦恼即菩提，菩提是"明白了"、"觉悟了"，烦恼也就不是问题了。

　　那么揉乳房为什么能够"斩赤龙"？因为女性的经血，是打乳房的血下来的。女性的乳房里面有很多毛细血管，乳房里的血每月都要排到子宫里面，为受精卵着床做好准备。乳房里的血，孕期往外排，化而为奶；平时往下排，化为经血。排下去以后，如果卵子没有受精，子宫里面没有结胎，卵子就等于废了，就随着经血排出去了。修道的人返先天逆练，不是外排浪费，而是炼血化成气，这就是修道者极保密之处了。

　　继行按摩，则有阳发之机。虑或机郁燥生景象，必起提灌真阳之念，此纯阳汹聚之由。盖静则阴凝，不动则阳郁，初学必有此弊。不知推究发燥生烦之由，遽求得凉快一时，误矣。必须加工，用行通气机之法。气行则燥自释，不悟此而求效，适更增病。此又痰凝血淤之所由致也，故切戒之。法惟续事按摩者，正以杜斯淤凝之窦。

　　——《泥丸李祖师女宗双修宝筏》

　　古人认为，女子以血为本，其性偏阴。阴性喜凉，不借揉乳房按摩，就难以产生"气机"，就容易陷入"纯阴"、"阴凝阳郁"，从而酿成"痰凝、血淤"等病，导致乳腺增生、妇科疾病等。因此要"续事按摩"，以"运通气机"，即使烦躁，"气行则燥自释"，修道才能入门。

还没有斩赤龙的女性，在例假期间要停止修炼，因为你要练的话，会排更多的血，所以这期间不要练功。所以等我们排完月经以后，血色就淡了，少了，这个时候加紧练功。这个揉乳房需要每天揉，至于揉起了性欲，那是因为没有持戒、"明心"，胡思乱想。那是意守得不对，女性最好守中丹田，这样一来，开中丹田和夹脊二窍，人也开心，见人眉开眼笑的，可以接人气，烦恼反而变少了。关于怎样炼女丹，我把方法全都公开给大家。

不论清修派，双修派，都可以按以下练法：

第一步叫"聚神烘关"。和男子周天功法"筑基炼己"不同，女子以炼血为主，叫"炼液化血"。练功的人，一定要先做到：男子不排精，交而不泄；女子不排液，这个液也叫"泥液"。男子在高潮时，要排精。但多数女子，不知道什么是高潮，什么是排液，不等排液，男子早已泄精。所以女子心里得不到真正的宣泄而痛苦、烦恼，因而造成不和。

"泥液"是女子性高潮后，排出的一种似精非精的稠液，有时排出数量很多，类似津液的黏稠物，白色，有些透明，是由饮食所化成的。如果体内真气旺盛，泥液有"双关"二穴——在女子背后左面的叫"膏"，右面的叫"肓"，是泥液所聚之地。泥液会乘气入肺（膏、肓二穴在乳房根底），散布全身，滋润经络、脏腑。如果体内真气虚弱，经络脏腑得不到泥液的滋润，就会拥滞气道，排不出泥液，造成"双关"阻塞，酿成祸患。尤其是女子怀春，阴阳两气不交感，泥液堵塞脉道，就会生妇科病。"神注双关"的目的，就是让背后双关生暖，炼化泥液。这样可以达到一般药力不到、真气

"双关"为内丹功法中的部位名称。按照清人闵一得的说法："双关，位于脊前宫后，关内有二穴，人身泥液所居，左曰膏，右曰肓。药力不能到，真气不自至者。泥液踞祸一身，造化生人，乃为设关以护心，故名其处曰双关。"

不到的膏、肓二穴。泥液因你意守膻中，自然溶化，可以设关护心，不使阻塞双关；阴血不足、脸色苍白的，还能化而为血，使它返回到原先阴血充盛的状态，所以"聚神烘关"是女丹功法的前功。

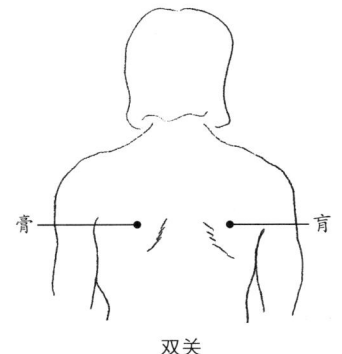

双关

下一步，就是"注溪揉房"。乳房左右中间叫溪谷，房为乳房。练功时意守乳沟、膻中，平时要揉搓乳房、乳头，收视返观，返听，动作由轻至重揉360次到404次，配合呼吸72次。女子左乳通肝，右乳通肺，乳溪通心、胃、脾，这样就可将血返回体内，达到健康长寿。

道书《女金丹》中称女子乳房为"女命"，认为男命在丹田，女命在乳房。并认为"丹田是生丹之真土，乳房是母气之木精。"

学生：李老，男人修道的"九九还阳术"是什么？

李老：男同志修道筑基的辅助功法，就叫"九九还阳术"，其实就是搓睾丸，跟女同志天天揉乳房一样，男同志得天天搓搂睾丸。怎么做呢？从会阴的位置，用手掌心扣住会阴，用手指头勾拉会阴，然后往上搓，道书上说搂九九八十一下。搂的同时，另一只手按着小肚子（下腹）转圈，按压的同时一搂一转，共九九八十一下；然后再左右换手，再来九九八十一下，这个是炼精化气的辅助功。男同志在睡觉前或者醒来，把睾丸的皮这么捏或者掐一下，忽然会有一种触电似的感觉，"嗖"一下这么过去了，这是为什么？因为所有的阴经都要经过睾丸。阴经，就是手少阴心经、足厥阴肝经什么的，阴的经脉。所以掐睾丸皮、搓睾丸的"九九还阳术",是帮男同志防病、治病的好手段——尤其是上了年龄的男同志,更需要睡前醒后做,不但还阳,而且延寿。

我有一个好朋友,我们经常睡在一个屋里谈经盘道,他说他每天练的是扣会阴搓睾丸,叫"九九还阳术",这是他演示给我的方法。我就告诉他光扣会阴搓睾丸还不行,还要同时按着小肚子转圈。他只坚持练"九九还阳术",他那么弱的身体,都活到了98岁。

学生:李老,我想问一下,炼内丹必须要盘腿坐才可以吗?而且必须要双盘?

李老:盘腿的第一个作用就是防漏。精气要是化为精液漏掉了,连"药"也没法采了,还谈什么炼内丹啊!不过失败是成功之母,不要怕漏,修行中会漏多次,才能渐渐不漏。《洗髓经》的"四动",那是得健康的,谈不上炼精化气、采药炼丹,没有防漏的问题,所以一定要盘腿。可如果是炼内丹、求长寿、治大病的话,那就非得盘腿不可。双盘盘得紧啊,它会自动地越盘越紧,防漏的效果也越好。但如果你是刚开始修道,不一定非双盘不可,你可以单盘,也可以散盘,慢慢做到双盘。我的一个老师现在应该也是98岁,在沈阳,当年他的老师要他练盘腿,当时他病到什么程度呢?他曾在41岁被定性成"历史反革命",还得了肺结核,又有五更泻,天一亮就拉肚子,遗精不止。一个老中医就介绍他去修道,说吃药不灵了,你去找一个姓张的人,他当过道士,有一个针灸所。张道士就跟他说,要治你的病,先得盘腿才行,你有没有问题?他哪盘得了啊,单盘都不行。我这个老师一狠

> 凡人未入定以前,且理会安排,采取药材,每日每夜,且习打坐,一定自然骨节开关,脉通自膀胱至夹脊,便如轮动,先天一气自然由三关朝泥丸、下重楼、入绛宫。
> ——《碧虚子亲传直指》

碧虚子在这段话里指出,修道炼丹,一定要每日每夜盘腿打坐,这样才能让"先天一气"流布全身,达到治病祛病、健康长寿的目的。

心，就拿绳子打个结，挎在脖子上硬盘，这么一来，他就不倒了。

张道士让他坐一个半小时，结果他一口气盘坐了四个半小时，疼得晕过去了，穿着的棉袄可以拧出汗水来。醒过来他展不开腿啊，他的道士老师一点点给他掰下来。他当时下地走的时候，觉得自己怎么这么轻啊？从诊所到家里有11里地，去的时候他骑自行车，回来下雪了，自行车不能骑，他就硬是这么走着回去的。第二天他就没有拉稀了，一个礼拜以后，他就不再遗精了。过了一个半月，肺痨已经钙化了，所以他就信了，就开始研究这个问题。这是我的老师，现在沈阳市政府给他成立了一个内丹练功的医院，在辽宁喀左县，专治各种难治的怪病。

学生：李老，下丹田和丹书里的"玄关一窍"是什么关系？

李老：问得好，这个问题在丹书里完全找不到答案。但是丹书里有一句话："不明玄关一窍，修道终是空。"玄关一窍并不是下丹田窍。玄关一窍很重要，在中脉上，相当于密宗的"生法宫"，是三脉七轮相连之处，平时不显，叫"机至则显，机去则隐"。机者天机也，机就是精气、肾气，有人把上丹田、眉心说成是玄关，把泥丸说成上玄关，其实不是一回事，上丹田如果是玄关，又何必保密呢！修道到一定程度以后，结丹、结胎，以至于沐浴，都得要用到玄关一窍。而玄关一窍在什么地方呢？过去是"修道者如牛毛，得道者如凤角"，太难了。为什么呢？古人保密，没有一本丹书道书上明明白白写着玄关一窍在什么地方。"我唯守一

玄关一窍，又称"元关一窍"、"一窍"、"元关窍"。清人刘一明在其《象言破译》中说：元关者，至元至妙之关口，又名"生死户"、"生杀室"、"天人界"、"刑德门"、"有无窍"、"神气穴"、"虚实地"、"十字路"，等异名，无非形容此一窍耳。元关即元牝之别名，因其阴阳在此，故谓元牝门，因其元妙不测，故谓元关窍，其实皆此一窍耳。愚人不知，或以心下肾上处为元关，或以脐心为元关，或以尾闾为元关，或以夹脊双关为元关，凡此皆非也。盖元关无定位，若有定

位,即非元关。陈虚白以念头起处为元关,似是而亦实非也。念头起处已落于后天有形之物,如何称为元关?吾今与大众分明指出,在恍惚杳冥之间,有无相入之际。《悟真篇》曰:"恍惚之中寻有象,杳冥之内觅真精。有无从此自相入,未见如何想得成。"又《四百字》云:"此窍非凡窍,乾坤共合成。名为神气穴,内有坎离精。"此指元关一窍而言也。

就是守玄关一窍。玄关一窍和下丹田窍是两码事,因为下丹田是初练的时候用的,玄关一窍是以后结丹结胎用的,以后是脱胎出胎,还要沐浴,要温养,都在这个玄关一窍,它在中脉上。那么这个秘密怎么能够告诉大伙呢?这历来都是最保密的道家秘诀,不传的。玄关一窍的具体位置和如何找到玄关一窍,暂时我也没法当众谈,只要你练到火候了,修道修到了一定的程度,我会单独告诉你。为什么呢?这玄关一窍跟每个人真实的修行程度息息相关,没法万人一面、千篇一律,不是每人都一样。并不是我也保守,这是阶段性保密。

学生:李老,这么说来,玄关一窍是一回事,下丹田窍是一回事,然后海底轮又是一回事?

李老:对,它们三者有关系,但不是一回事。

学生:海底轮和会阴穴是不是一回事?

李老:海底轮实际上就是阴窍,在肛门的前口,但不是会阴穴。会阴穴在两阴中间。

学生:那就是说,阴窍就是海底轮,是吗?

李老:对,阴窍在佛家密宗那里就是海底轮,也叫北门,会阴窍。修道有三个大秘密,一个叫"玄关一窍",一个叫"饮刀圭",一个叫"抽坎添离",这是内丹家最保密、最保密的。一般的丹书道书上根本没有明确的说法,你也就找不到;但是,修道的人,你不知道这三个秘密,你还真就练不出正果来。为什么要保密?因为修炼功法是有德者得之,怕所传"非人",因为"非人"会利用它做坏事。武当山张三丰规定对十种人不传,传法授弟子非常严格,不经过严格考查是不收弟子的。

　　大家还有什么问题没有？另外，盘坐完成以后，20分钟到半个小时内不能上卫生间，要不然精气外泄，功夫就白做了；可以喝水、吃东西、散步，少说话，怕风。

第二部分 体会一个『静』字

修道的方法

《六祖坛经》里面,六祖慧能说:我没有给你们讲过佛法,如果你们硬要说我给你们讲过佛法了,那我是在诓骗你们,那么我就是犯了妄语戒,因为我实在不是在给你们讲佛法,我能讲的只是义理。这是《六祖坛经》里讲的。六祖他为什么要这么说呢?因为他认为释迦牟尼佛祖讲的很多道理,是先让你明白义理,有为方法要教,无为方法不是教会的,是本能出现的,不能教。按照老师教的做,就落入了有为后天。因为无为的方法是你在静中本能悟得的,每人悟性、条件不一样,方法也因人而异;真正的佛法,并非是禅定的理论方法。为什么呢?因为真正的佛法无理可说,无法可讲,非语言文字可以解说,非常规思维可以思维。所以,六祖他老人家才说禅定并非真法,真佛法是"明心见性"。但是,因为我们是初练,所以还得要讲讲义理和方法。讲到方法,修道的方法,它是有阶段性的;如果顿悟,也可以没有次第。普通人修道,有初级、中级、高级,还有更高级等;但顿悟是不立一切法,诸法寂灭,并无次第。

究竟的大道和真正的佛法并无差别,无二无别,也是不可说不可取的。法是随立随破的,说法者,实无法可说,是

宋人张伯端在他的《青华秘文·神为主论》中指出:"盖心者君之位也,以无为临之,其所以动者,神之性耳。以有为临之,其所以动者,欲念之心耳。有为者,日用之心;无为者,金丹之心也。以有为返乎无为,然后以无为莅正事,金丹之入门也。"

> 有为之道，即有欲观窍之功。观窍者，观阴阳造化之窍。借后天返先天，和四象，攒五行，采药运火，自还丹以至结胎，工程次序，皆在其内。
>
> ——《象言破疑·火候说》

名说法。知法用法后，就要舍弃法，不用法，才是真法。

修道是有为法，其初级的方法，就叫筑基法。我们初步修道的功法，也叫"筑基"，要教会这种方法就叫"有为法"。有为法对于修炼而言，也就是《道德经》所言"有欲观其窍"，就是"我有欲，我有意有为地观我的窍"。这是一种有为有做的方法，是初级修道里面的情形。什么叫观其窍？也叫守一，观其窍也叫守玄关一窍。守是用思维的"火"和呼吸的"风"去催逼加热窍位，或玄关一窍，使其烧炼成"丹"。守窍的目的是为了守之、养之，使气血发热遍及全身，运化整体。

修道在初级阶段，按道理讲，应该由老师来教，否则，你不知道应该怎样去修道。这个阶段的有为法，在佛家来讲，叫"八万四千法门"，方法有八万四千种之多。什么意思呢？这么多方法，我们一生也学不完啊。我们能一辈子学会八万四千种修炼的方法吗？显然不能。道家的讲法是，道有三千六百门，七十二旁门，我们也不可能用这一生学会那么多，这是不可能的。实际上，那么多方法，并不是说每个人必须要全修炼一遍。其关键，是"因人而异，因材施教"。法无完法，因材施教其实不是教，而是悟，得自己修得、证得。这时的有为法在修道来讲叫"筑基法"，也就是打基础的方法，这时候"法无定法，因人而异"。所以，每个人需要选择适合自己的方法去修道，并不是要全部地修过一遍，那是十辈子也完不成的。有没有"最好"的方法？没有。只有最适合自己的方法。所以，经典中就叫"是法平等，无有高下"。这个话怎么讲呢？就是说你不是我，你有适合你的方法，我有适合我的方法。正所谓"道行天下，众生平等"，那么众生各个不同的方法也就"诸法平等",没什么好攀高比低的。有为法都是一棵树上的枝枝叶叶,并无高下。方法不是教的,是闻得而后悟得的;悟也不是真得,要自己修得;修得也不是真得,证得才是真得。

这其实没什么好奇怪的,因为我们都是从有为法开始的。这个有为法,是打基础的方法,就好比我们学书法练字,一开始的时候,每个人一定要选择一个和自己投缘的字体或者碑帖开练——有人喜欢颜体,有人喜欢欧体,有人喜欢柳体,总是这样。修道修佛也一样,比如西藏密宗,修行人选本尊,总是要由上师帮着选一个与自己投缘的本尊,而不是乱选一气,或者都选。所以,就像练书法一样,后来就是一人一体,我们修道也是如此。有为法都是一人一法,不应该是万人一法、千篇一律,那是练气功,而不是修道。就像写书法,最后实际每人一体,人人写出来都不一样,不然终生模仿,那是书匠了。修道或修佛,每一次修炼都好像是一次艺术品的创造过程,因时空的不同,每次做功的效果也不一样。这不是体育锻炼,是一种神圣的艺术品创造,没有师承不行;师先帮我,证法后才是真得。

学写字,一人一体,我们不能说你这个是高明的,他那个是低下的。有为法确实是"法法平等,并无高下",好比一棵树上的树叶,你不能说这片叶子,必须跟那片叶子相同;而且它们都是同根生,所以也不能说这片叶子比那片高等。"是法平等,无有高下",这叫有为法。

这个阶段,是需要老师讲法的,修道者闻得,而后悟得,最后证得,才算真得。即使是佛家的声闻法,最后也要悟得、

若非真师口传心授,毫发之差,千里之失。愚人不知,在后天皮囊上摆气血,以为有为之道者,非也,夫金丹之道,先天之学,能以扭转阴阳,窃夺造化,逆回气机,颠倒乾坤,先天而天弗违之道,岂做后天一身有形有质之物所能成乎!

——《象言破疑·火候说》

清人刘一明在这段话里指出,金丹之道其实是借后天返归先天,这才能"扭转阴阳,窃夺造化"。显然所谓"有为之道",是在"真师口传心授"的基础上的由后天而先天的修道实践,并不是停留在"后天形质"上的"练习"。

劝君早究生死处，访求名师指灵机。
《悟真》《参同》为凭据，《大学》《中庸》言贯一。
《玉皇》《心经》藏妙义，《金刚》宝典醒愚迷。
三教圣经同一理，并非分门别有奇。
吾把下手来泄论，仔细参详访圣师。
——《金丹四百字解·指玄访道篇》

证得。从这个角度，我们可以理解，西藏密宗为什么那么重视老师，他们的老师叫上师，叫"古鲁贝"。一个真正的上师不容易，必须得道，必须"明心见性"，才够格传法，是金刚上师，也就是"阿阇梨"。

修道的目的

通过有为法，我们的目的是什么？是进入无为法。彻底进入无为法前有一个过渡阶段，这个过渡阶段，就叫"炼气化神"，初级的有为法阶段叫"炼精化气"。这个过渡就是半有为半无为。真正进入了无为法阶段，是没有老师可以教的。因为一教就进入后天了，有形有相了，不是无为法了。所以，我们的目的，是要通过有为法，半有为半无为，最后达到无为法；还有更高的，就是要"退藏于密"，"高高山顶立，深深海底行"，"无为而无不为"。注意，并非我们认为有为法是低下的，《悟真篇》中说："始于有作人难见，及至无为众始知。但见无为为要妙，岂知有作是根基。"到了高的层次，无为法的时候，是把人的生命本能调动出来，它是"法法自生，法法自灭"。我们到那个时候，这个方法不是别人教的，是你自己潜能的发挥，它会一个阶段变化一下，一个阶段变化一下，这个时候就进入到无为法了。具体怎么进入这个无为法，我们以后再详细讲讲，这个是修道最为关键的。但有为法是根基，和无为法同等重要。

我们都希望通过有为法进入无为法，真正进入修大道的门。有为法是打基础的，但修道要练的是无为法。无为法是

> 无为者，非谓其凝滞而不动也，以其莫从己（所欲）出也。
> ——《淮南子·主术训》

> 人无为则活，有为则伤。无为而治者，载天地，为者不能有也；不能无为者，不能有为也。
> ——《淮南子·说山训》

不能教的，但是要不要老师呢？要。干什么呢？给修道的人证法用的。就是说，自己在无为法阶段，从生命的本能出现一种境界，一种方法，出现景象了，那这个景象对不对？老师需要听一听，因为他是过来人。明眼老师就会印证，他会说你练的路数到底对不对，你已经进入到一个什么阶段了。无为法的阶段，一般叫做"炼神还虚"，进入虚静了；也叫"胎息还丹"，也叫"无为还虚"。这个我们后面还要专门细讲，今天我想先把义理说清楚。至于方法相当容易，方法简单极了，所谓大道"至简至易"。如果大道不简单的话，那就是旁门左道了，不是金丹大道了。

> 心安而虚便是清净，清净便是道。
> ——《盘山云栖王真人语录》

凡是不简单、很复杂的，那就是旁门；凡是不"源于虚静"的，就是左道。大道、正道就两个字，一个叫虚，一个叫静。有人问，你能不能用一个字说说修道究竟是个什么东西？就是静。但是不同的人，对于静字的理解是不一样的。怎么不一样呢？它反映了修炼不同的目的和需要。有人求个健康长寿，有人求个经世治国，有人求证悟大道，有的修炼来世，想法不同，自然理解各有不同。古人把身体放松、内心空无不叫放松，而叫"虚"。"虚"是身体一面放松，一面张开，像面包一样发开；"外挺拔，内虚灵"，不是松懈，不是僵硬，内心一面什么都没有想，又什么都清清楚楚，不是在空想，也不是枯睡、昏沉。所以古人不用"放松"，而用"虚"字。

这个很重要，"内虚灵"，才是修行的正路。现在，不少信道信佛的人，越信越不灵活，越搞越愚蠢，就是不上正路导致的。我们一定要注意，修道不是一味讲无思无虑、搞

"无想定",不是为了变麻木,是为了开智。

为什么要先讲这个呢?因为我们首先从义理上懂了,以后就容易了。如果理解不到位,方法也就不牢固。所以,我们首先需要理解"静"这个字。"静"这一个字代表修道,代表心静意静。"平衡曰静",身体各个部位必须平衡,心态也必须平衡。静是全面的平衡,不是完全不动,是意静而气血内动。那么具体到修炼方法上,有初级、中级、高级。初级就是强身健体和防病治病,这有一套方法,原则一样,方法各人不同。中级才是延年益寿,返老还童,同时开发智慧,使脑子聪明、记忆力特别好,而且能够适应各种环境。

比如今天中午有人吃饭的时候,就讲这个太冷、那个太热,我说修道的人,应该是八不怕。什么叫八不怕?冷的、热的、活的、死的、撑的、饿的、醒的、睡的,统统不怕——他适应环境的能力非常强。要了解,真上道了,功夫上身了,既不怕撑得慌,也不怕饿得慌。一次可以吃好多,也可以好几天不吃——气足不思食嘛。也不怕累,不怕睡,可以一口气睡两三天,也可以两三天不睡。

再一个,可以做到不怕死,也不怕活。这是什么意思呢?因为修道的人,和普通人不一样。比如,人衰老了,百病缠身,活着只不过是活受罪,谁不怕这样的"活着"?怕死,更不消说了,不修道的人,百分之百怕死,没有人例外,不管是达官显贵,还是平民百姓。修道的人,他可以预知自己的生死,也可以和上天商量通融一下,都是可以办到的。

比如,我可以预知将来五年内我不会死,五年后,如果我还想活,那么好好修行,再活五年。那个时候,整整100

> 若要真功者,须是澄心定意,打迭精神,无动无作,真清真静,抱元守一,存神固气,乃真功也。
> ——《晋真人语录》

岁了，连和自己说个话、理解自己的人都没有了。因为修道的缘故，我把生与死的界限看得很轻；如果大限到了，再和上天商量，没完没了，那就说不过去了，到时候找个不麻烦别人的地方离开人世，这个叫"卓举"，叫"圆寂"，叫"升天"，也叫"羽化"，如此而已。

其实，现在我的生与死的界线，也已经不那么明显了。生也罢，死也罢，好像没有多大关系，生活只是修道、吃饭。什么时候活得不耐烦了，只要意守两个窍——"膏肓"，然后就"命入膏肓"走人，不陪大家玩了。过去真有功夫的修行人，不管哪一家的，都做得到，甚至高明的读书人也做得到，禅宗叫"坐脱立亡"，其实也没什么好稀奇的。这两窍的具体位置在哪儿？在这里，左边这个叫膏，右边这个叫肓。但你们知道了也没用，功夫不够，守窍也只是胡思乱想，想"坐脱立亡"也不容易。这个过去没有人乱讲，怕人们利用来自杀，所以修道的人，包括我在内，都不会详细告诉大家这两个窍的修炼方法，让我们还是好好活着吧。

我们去山东青岛的崂山和烟台，那些山里头的道人一个一个都是在山洞中原地"坐化"的。道门里的，佛门里的，有这本事的人，甚至可以提前告诉别人，说是你们明天到我这儿来；大家去一看，这人已经"坐化升天"了，众人佩服得不得了。道门中人就说是"羽化成仙登三清"了，佛门中人就说是"往生西方极乐世界"了，他们用的方法，就是意想膏肓二窍。

另外，各人修道的目标不同。有人修炼的目标是修来世，上天堂啦，去极乐啦。我们是修今生，所以第一修健康，身

> 天地与我并生，万物与我为一。
> ——《庄子·齐物论》

体健康没有病，老人没病防病，青年身强力壮。第二修延年益寿，修道得长寿。修炼得长寿的方法和修炼得健康的方法不一样，到了"炼气化神"的中级阶段，我们自然修炼得出来延年益寿的功效；甚至包括我们的潜能，都能够得到开发，我们的智慧也会比以前更清明，有预感功能、超感觉功能。修行界常常说，什么叫"养生"？处世就是养生。会处世的人一定会养生，会养生的人一定会处世。处世就是要以诚心、爱心、善心、慈心待人，处世也是修养出来的。不会处世的人，道也修不好，所以处世跟养生是一对孪生的兄弟姐妹。到了"炼神还虚"的高级阶段是什么状态呢？高级阶段最重要的一条是什么？是避祸。大家要知道，当今世界上，今年比去年灾害多，牛年比鼠年灾害更多，一定会有很多人由于灾难、得病死去。修道的人，有预感功能与预知功能，他可以借此来躲避灾难，求得平安。到了修道的高级阶段，我们就会自动拥有超感觉能力，也就是原来说的特异功能，我们就能够趋吉避凶，也能帮别人。知道今天可以开汽车，明天不能开。也可以指导别人，说你今天别坐飞机，别去海南度假了，结果避开了一场灾祸。这个以后我详细给大家讲。所以说，高级阶段的功夫，最重要的是保平安，能够防祸，包括防重病，防各种各样的危险。其实这是一种本能，是我们早有的，遗失退化了，修道是恢复"先天本能"而已。

  当然还有更高级阶段，更高级就是无所为而无所不为了，那是成仙成佛了，我们不去讲它，那叫"炼虚合道"，也叫"炼虚还无"，无是无界、法界。

> 观天之道，执天之行，尽矣。
> ——《阴符经》

如何理解"静"

致虚极，守静笃。
——《道德经》

　　修炼的方法，实际上如果用一个字来表达，就是"静"。可是这个静字，我们每个人对它的理解并不一样。先弄清楚什么叫静，当然，静中是求动，两者是统一、不可分的。这个我们先理解它，理解了以后，练起来非常容易。我们一般人对这个静字的想法，总是认为你别动，静坐着，别动，别想，这就是我们一般人的认识。老实说，作为一个生命，我们无时无刻不在动，即使我们表面不动，内在的气血却在动。我们睡着了，我们十二经脉的气血仍在运行，血管里的血液也在运行。我们的气血，差不多13到15分钟要运行一次，可是我们看不见；睡着了，13到15分钟气血照样一个循环。我们的十二经脉假如连接起来，大约有16丈长，一个循环是13到15分钟，即使在梦里，我们的头也一定会自动地动一动，所以我们睡觉也在动。

　　在生命界，动是绝对的，所谓静是动中之静。一个人要想练静的话，一定是在动中求静。而且我们这个世界，有一个最大的特点，这个特点是什么呢？我们这个地球，跟仙佛所在的境界是大不一样的。佛家和道家所处的境界，叫做"法界"。佛经中又叫"真如法界"，也叫"无界"。实际上它是一个跟"世界"不同的时空区域,最大的不同就是法界不受时空局限,一切都是绝对的。也就是没有生,没有死,没有来,没有去,没有男,没有女,没有好,没有坏,不生不灭,不增不减,不垢不净,是绝对的。因此,佛又称"如来",如来者,如来如去,其实是无来无去,好像来了又好像去了。也就是老子在《道德经》里说的:"玄之又玄,众妙之门。"

因为如来如去,所以没有来处,也没有去处,叫如来。而我们这个宇宙时空是不同的,我们什么事情都是相对的。什么叫相对呢?我说这支笔短,其实是比较而得出的,和别的东西比较起来是短的。和另外的东西比较起来,这支笔又是长的。所以我们这个世界,一切都是相对的,有阴必有阳,有男必有女,有好必有坏,有增必有减。我们这个世界,没有绝对的真理,只有相对中的绝对,是比较中的绝对,所以真理也是相对的。练功时,身体要放松,放松的对立面是张开,所以松中必有张,张中必有松;动中必有静,静中必有动;虚中必有实,实中必有虚;吸中必有斥,斥中必有吸;练中必有养,养中必有练。所有打坐修行做功夫,都跳不出这五个方面的对立统一,所以一定要辩证地修道做功夫。

所谓对立统一,不叫矛盾统一,是因为对立面相互依存,无此即无彼,无彼亦无此。所以修道,要有和光同尘的心地。

佛教里有一个说法——"佛法无边",大部分人一听"无边",立即往大里想象,岂不知这个想法已经落到有边里了,再怎么大,也有个边吧?这个"佛法无边",其实并不是很大很能耐,佛法无边,不是"佛法万能"。释迦牟尼

归根曰静,静曰复命,复命曰常,知常曰明。
——《道德经》

和其光,同其尘,是谓玄同。
——《道德经》

古人修道,认为人在相对的世界里应当"和光同尘"不走极端,中正平和;在实

际的修道过程中,要"挫锐"、"解纷"。挫锐就是广泛地吸收有益的经验,保持冷静不迷信、不狂热、不盲从;解纷就是全面地看待问题,超凡脱俗不片面、不极端、不自赞毁他。

亲自说过我有四不能,像"定业不可改",所以他无法拯救他的族人和祖国,最后被敌国灭族灭国了;"无缘不可度",所以他就度不了城东老母。怎么能说佛法是万能的呢?佛法无边的意思,就是说佛法不着边际,不偏执一边,不左也不右。有时候人是知道这个世界上什么都是左中右,好中坏,可是做起事情来,就着边——不是无产阶级,就是资产阶级;不是人民内部矛盾,就是敌我矛盾。而实际上,这个世界上没有绝对,都是绝对中的相对,相对中的绝对——这就是我们的世界。

因此,静的对立面就是气动,动的对立面就是心静,人无时无刻不在动。所以要想真静,必须是动中之静。动的时候,应该心静,这才叫修炼。

如何修这个"静"

我们要了解，在相对的"世界"里，任何时候都是有黑必有白，不过是哪个多一点，哪个少一点。所以我们中国大道的特点，它讲三，而不是二，不是合二为一，也不是一分为二，而是含三归一。《道德经》讲"一生二，二生三，三生万物"，道家经典中也说"独阴不生，独阳不长"；所谓三，就是除了阴和阳之外，还有含阴含阳。其实，根本上就没有纯粹的阴纯粹的阳，总是含的，所以是含三归一。"一"是什么？"一"就是产生阴产生阳的那个本体。宇宙万有，一切生命，无不从本体的功能中生化而来。也就是说，相对的世界是从绝对的法界而来，佛家叫"业风吹动法界觉性海，故成世界"，道家叫"无极生太极，太极生两仪"。显然，二元对立统一的世界，无法含摄没有对立也没有统一的法界，而法界却可以含摄对立统一的世界。

世间哲学立足于相对的世界，只讲二，不讲三，这样就永远落在形而下，不是唯心就是唯物；我们修道，要从义理上首先了解形而上的基本意思，你不能完全用世间哲学或者科学去看待它。否则，得个健康长寿没有问题，再往上走就理解不够了，佛家叫"见地不明"。

大道无形，生育天地；大道无情，运行日月；大道无名，长养万物。
——《清静经》

> 我命在我，不属天地。我不视不听不知，神不出身，与道同久。吾与天地分一气而治，自守根本也。
>
> ——《西升经·我命章》

所以必须是三，含三归一，这一点是西方哲学所不能理解的。修道就叫返先天，返本还原。此话怎讲呢？根据所谓"自然规律"，人总是生、住、成、坏的，总是由幼年到中年，到老年，以至于衰亡，这是必然的，有生必有灭。但是，中国的文化却认为我们还有一种本领，可以返本还原，可以夺天地之造化，可以返璞归真，所谓"能如婴儿乎"，由老年变成童年，把我们儿童期蓬勃的生命能恢复过来。修道修炼什么呢？就是修炼返先天，返回我们的先天，由有为而变为无为，这是西方的哲学所不能理解的。所有我们中国文化的著作里，佛经也好，道家经典也好，《道德经》、《阴符经》、《黄庭经》、《龙虎经》、《周易参同契》，《大藏经》里面的各种经，它们跟西方所说的"自然规律"是不一样的。不一样就是高度不同，我们从形而上来看，含摄着这个形而下的生命，自然能够返得回去，可以顺，可以逆，所以非常不简单。

《道德经》中所谓"道可道，非常道"，不是指"大道是可以说的，但它不是一般平常的道理"。这个白话翻译糟糕透顶，充分证明"功夫不到，强要说道，结果胡说八道"。我们要知道，《道德经》出自春秋战国时代，那时候"说"用的是"曰"这个字，而不是"道"；用"道"表达"说"的意思，那是唐宋以后的事情。老子在他的名著第一章中立了一个总纲，说的是"大道是可变之道，并非常住不变之道"，这才是"道可道，非常道"的圣人本意。我们要知道，道家思想出于《易经》，而《易经》在上古，曾经干脆就叫《变经》。"道可道，非常道"，是指在不同的时空中，因为条件地点的不同，表现千变万化，是可变之道。宇宙是无限的，我们只不过生存在其中小小的一个宇宙中，所以老子的第一句话就是他的空间观。第二句话"名可名，非常名"，是他的时间观。

因此，大道在变动不居当中，我们的生命当然可以顺，也可以逆，这才有道理。

对修道练功来讲，最好的时间，拿一天来讲，是子时和午时。子时是23点到凌晨1点，午时是上午11点到下午13点；但世界各地纬度不同，会有时差。为什么子时午时练好呢？因为正是阴阳交替的时候。所以一天来讲，练功最好的时间是午时和子时。作为一个月来讲，最好的练功时间，是节气的前后三天，一年二十四个节气，每个月有两个节气，每个节气的前后三天，每月就有六天是最好的练功时间，这也是阴阳交替的时候。一年来讲，最好的修炼时间是二月和八月；但每年的夏至和冬至，这两天特别重要，是人类身体转变的时候，所以这两天要特别认真对待，加强、加长做功夫的时间，就会一年都舒畅，很有奇效。

这是时间，同时还有个空间。修行也就是打坐时要有方位的观念，我们现在先不研究它，等将来我们就会知道，这是因人而异的。人在修炼的时候，到底应该朝东，朝南，还是朝北？你到那个时候会自动选择的，现在先不去管它，现在管这个，就太复杂了。每个人自动顺应天地能量场的方位是不同的。

然后修道修的是"静"。大家已经知道了，严格讲，静不是不动，静是在动中求静，求平衡。那么怎么练呢？修道用的方法就是"返"字。刚才讲了，佛法八万四千法门，我

夫天有天子之子午卯酉，人身子午卯酉，刻刻皆有，《古经》云："不必天边寻子午，身中自有一阳生。"盖以阳生即子，阴生即午，阳与阴和即卯，阴与阳和即酉，所谓"活子午卯酉"也，岂是天边死子午卯酉乎！
——《象言破疑·火候说》

> 万物春生夏长，秋敛冬藏，此常道也。即生长之。又敛藏之，是谓返根。返之于根，是谓复命。复命者，复其天命之生气也。生气即复，自根而又发，故以长存而不死矣。人能知万物长存之天机，而能返根复命，则亦常存而仙矣。但知常返本之道，其理幽深，其功细微，有药物之老嫩，由火候之缓急，有内药物，外药物，有内火候，有外火候，有文火候，有修命火候，有修性火候。这些层次，须要真师一一传授，方可行持。否则不知求询于人，以自己聪明识见臆度私猜，以为会悟，而便冒然下手，殊不知差之毫发，失之千里，妄作招凶，理有可决。
>
> ——《悟真直指·言返本》

佛家学佛，道家修道，其根在"返"，其要在"师"。若无明师，一切免谈，所以必须慎之又慎。

们按哪个方法来修炼呢？就算是一人一门吧，那它总得有个原则吧？有原则，就是虽然有八万四千法门，法法都离不开我们的六根，即眼、耳、鼻、舌、身、意，利用我们六根中的一根来修炼，达到解脱，解脱了就能带动六根都得到清净。一根解脱清净，就会带动其他五根都进入清净——尤其是意根，一定要清净，清净了，就是"转识成智"、"烦恼即菩提"，这就叫"以智慧为究竟"。

佛经中有个故事，说观世音菩萨有一世是今天斯里兰卡一个小邦的太子，他还有个弟弟。那个时候，观世音菩萨是男的，叫宝尚，他弟弟叫宝志。他们兄弟俩被奸臣陷害，被流放到斯里兰卡外海的孤岛上，受罪受苦十二年。后来，一个小邦的国王，他叫法藏，就是后来的阿弥陀佛，救了这两兄弟。所以，法藏是阿弥陀佛，宝尚是观世音菩萨，宝志就是大势至菩萨，这三位就是今天西方极乐世界的三圣。当时，宝尚一天到晚都在想他的师父。他师父的名字，当时叫法藏，后来叫阿弥陀佛，也叫无量寿佛、无量光佛，名字很多。这些称呼原来的音是什么呢？就是唵嘛呢叭咪吽。唵嘛呢叭咪吽就是阿弥陀佛的圣名，后来又叫观世音心咒。现在的西藏人一天到晚拿着个转经筒，里面用一条绸布写上唵嘛呢叭咪吽，嘴里也念个不停，这就是当年观世音菩萨的修行方法。

除了一天到晚想着师父，念师父的名号，宝尚当时也修行，是法藏教的。怎么练呢？方法很简单，就是听海潮音。这兄弟俩当时被流放的孤岛，名字叫普陀洛伽岛，在斯里兰卡的外海，现在还有。宝尚在这个岛上静坐的时候，自然按照他师父的教法，去听海潮潮起潮落。海潮的声音是从外部进入耳朵的，但是久而久之，他就返听了，听出这个声音不是来自外面的，是从耳朵里头来的——这就是观世音菩萨修道的一种法门，叫观音法门。

有人问了，既然观世音菩萨本是个太子，那就是个男的，到了中国以后怎么变成女的了？其实菩萨本无男女。东方女性苦难深重，为了传法救度她们，观音慢慢就变成女性了，其实菩萨没有男女之分。

我们修道可以从返听、返嗅、返观、返舌、返思开始，就是反其道而行之，就是要返璞归真。观世音菩萨的前身宝尚用的就是返听，结果他发现这个声音怎么是从里头来的呀？慢慢地他的思想就集中了，觉得这个声音是从心中来的，不是海潮澎湃，而是心潮澎湃了。心潮澎湃，归于寂灭，就妄念止息，不想了。如果你觉得这个方法好，你就用返听的方法，也可以和观世音菩萨一样开悟的。

释迦牟尼佛是怎么得道的？他是用返观的方法得道的。他在菩提树下静坐，闭上眼睛返观，就看到了星星，看见了光明，因为戒能得乐，定能生慧（光明），无念得空，三者缺一不可。他是睹见明星而得道的，返观得道，自然眼根解脱；一根解脱，就带动其他五根随之解脱，这叫六根清净。释迦佛通过内观返视星星，感觉这星星不是眼睛看到的，而是身体里头出现的星光，经典中叫"金沙入吾内"，"金沙入吾内"以后，释迦佛开悟了，得道了。这就是释迦佛夜睹明星而证道，他用的是返观的方法。

传说中，释迦佛坐在菩提树下四十多天，然后通过观星

> 人能收视，返听，希言，闭其要口，委志虚无，内念不发，外念不入，精气神三品大药凝结不散，九窍可以动，可以静，动之静之尽是天机，并无人机，更何有邪气不消灭哉！
> ——《无根树解》

> 奇哉！奇哉！一切大地众生皆有如来智慧德相，但以颠倒妄想，不能证得。
> ——佛陀

得道，就突然进入法界，修成正果了。得道以后，他说："人人皆有佛性，人人都能修成正果。"所以他就起身找他原先的五个侍从去教化他们。

少林寺的《洗髓经》

《洗髓经》怎么练？其实方法容易极了——不论坐到哪儿，把身体坐直了，想你的脊柱——将脊椎骨拉直，想你的脊椎骨在动，闭上眼睛观想后面的脊椎在动，可以是摆动，也可以是前后蠕动；可以用身体微微地带动，但是一定不能用力，一定要慢，一定要连续，不能猛。修道不是体操，不能猛，它是非常柔和的，非常慢的；动的时候，要连续、不间断、不用力，左、右、前、后、上、下慢慢地动。

所以要轻，不要用力；要柔，不要僵硬；要慢，不要快；要圆，不要断，它是连续的，里面在动。那外表会不会动呢？外表也有一些动，但是基本上是你的脊柱在动，可以是摆动的，也可以是转动的，可以是蛹动，也可以是蠕动，这叫"四动"。修道的时候，闭上眼睛坐着，想你的脊柱，坐直了，放松了，它在动，它慢慢地连续地不用力地在动；动到一定程度，你就忘掉了，你就不动了，这就很容易入静了——这个方法是《洗髓经》里面来的，这个方法就是少林寺的"伐毛洗髓"，诀窍就是"返观"。

所以，《洗髓经》里面用的方法就是返观。观世音菩萨用的是返听。过去有人看香火，看面前一支香，然后也就返

> 《易》曰："一阴一阳谓之道。"《悟真》云："阴阳得类归交感，二八相当自合亲。"若阴阳各偏，或阳感而阴不应，或阴求而阳不招，或阳过而阴不及，或阴盛而阳不足，皆是真灵之花有偏，不中不正，道不全成也。
> ——《无根树解》

> 修道之初，先行"四动"，伐毛洗髓，如此方能"阳感阴应"。如果初机修道，上来即坐求静"阴修"，往往心浮气躁或凝滞不通，劳而无功。

内观其心，心无其心；外观其形，形无其形；远观其物，物无其物。

——《太上老君说常清净心》

这段经文讲的就是修道时首先万念止于一念（心、形、物）而后归于无念（心无其心，形无其形，物无其物）。

观了。或者是返舌，我等一会儿给大家讲怎么利用舌头"返舌"来修道。我还给大家介绍一下怎么"返息"，用返呼吸，逆呼吸的方法修道，一句话："顺则成人逆成仙。"修炼就是要返要逆，就这么容易。由返，然后到忘了它，道自在其中。

动的时候脊柱一定要直，一定不要用力，要轻，不用力；要柔，要慢，越慢越好；要圆，圆是什么呢？不间断的，要连续。所以你看我现在坐着，我现在摇摆身体，你们看我在整体地摇，我整个身体在摇。但是我在想什么呢？想我的脊柱，意念集中在脊柱上，这样才能做到万念化一念，一念化无念。因为我们初步修道，马上就要做到无念，这是很难的。无念不是不动，是生生不已之动，由故意的到自发的到本能的动。你脑子不想，里头的气血都在动，意静而气动。但是修道的前提是要身正，放松，要讲姿势，不能驼着背，不然气断了，不能把气血展开；身正了，你可以靠着，可以躺着，可以站着，都可以修炼。

请注意看我现在做"四动"，我意想的是我的后背，慢慢地觉得动的幅度越来越小，气血顺化全身都有麻麻的感觉，全身的气血都好像在走，方法其实就是这么容易。你们也可以这样观想，观想脊柱在转圈。人的脊柱，颈椎七节，胸椎十二节，腰椎五节，加在一起是二十四节，尾椎骨有骶骨、尾骨两节，所以共是二十六节。二十六节的脊柱，假如我转圈，一圈儿，两圈儿，然后再让它转回来。你可以蠕动，可以转动，可以扭动，你爱怎么动就怎么动，你觉得怎么舒服，你就怎么动。但是，注意一定不要弯腰驼背，要放松，慢慢的，意念中你就会觉得你的背长宽了，人身长长了，张开了全身。

做"四动"的时候一定要放松。松不是懈，不是像面团一样塌垮下去，而是像面包似的发起来。松是像面包似的发起来，所以修道"松中必有张，张中必有松"，千万别僵硬地用力，要放松，柔和，柔软，慢，圆。

开始修道的时候，身体外部是动的，慢慢就变成里面动了。开始紧张不自然，慢慢就放松了，就柔和了，就越来越慢了，并且连续，圆转如意。"动中之静为真静"，放松不是背越来越驼了，不是像面团了，是慢慢像面包似的自动发开了——内空虚，外挺拔。这也就是少林寺的《洗髓经》，这就是洗髓，洗你的髓，髓就在你的脊椎骨里。

坐在那儿一点都别用力，但是要挺直，感觉你背部长宽了，你人长长了，一点一点长长，背部一点点长宽了。动你的脊柱，想象从头到尾，从上到下，由下到上，你的脊柱在转圈；在摆动，一节一节地摆动；在蠕动，前后蠕动，甚至于斜着蠕动；在蛹动，左转右转。试试看，放松，从头到脚都放松。眼皮不放松，全身不能放松，所以眼一定要垂帘放松，眼皮自然地耷拉下来，好像留着一条缝，不要想前面的光，而想后面的脊柱。现在，眼睛垂帘，眼部放松，脸部放松……会有眼泪，有泪花，朦朦胧胧，这说明你眼睛放松得很好。

现在，它自动在动，你怎么坐着舒服就怎么坐，就是不能弯腰驼背；要返观，要静观。静不是不动，静是平衡，你掌握着身上各种各样的平衡，你把握阴阳，就好像骑自行车似的，你不让它向左倒，也不让它向右倒，你要掌握左右平衡；就好像陀螺似的，你外面看它不动，其实它在动。所以

> 顺来流去烦恼路，逆来便是圣贤基。
> ——《象言破疑·破疑诗》

动中之静，才是真静。

要慢，要连续，要柔。这个动最好是全身都有感觉，一直麻到脚心。返观内照，长生久视，你老返观你的后头，才能长生。你坐下来就想后头，或者想你的后腰，想你的命门；你不想动，就想你的命门，可是你不动的话，想想就容易开小差，就做不到化万念为一念了。

你动的话就不会开小差，就不会想别的了……要非常柔和的，不用力的，慢慢的，越慢越难，但是越慢效果越强。

先不要憋气，因为嘴巴不松开，身体就不会松开。最松的状态，不是闭嘴，是微微张开一点嘴。你的嘴，最自然的状态是微微张开一点。嘴不松，身体不会松。你躺着做也可以，躺在床上也可以做，就是背部受点压迫，有的时候通督脉就比较难一点。你也可以侧卧……放松，放松不是人缩小了，放松反而是人有点膨胀的感觉，像面包一样的发开了。张中必有松，松中必有张。古人不用放松，他要虚，要身体虚空。凡是修道的人，都要懂得"虚静"二字。虚就是放松，松中有张；静中是平衡，是全面的平衡，是把握阴阳。

> 大曰逝，逝曰远，远曰返。
> ——《道德经》

人能反其道而行之，即可夺天地之造化。要逆取，也是返取；摇也好，摆也好，你爱怎么动就怎么动。要慢要柔，最好是一动起来，全身都麻了，一直麻到脚心，这时候你身体里面的气血都在动。所以，身正才能气动；身不正，气血淤塞走不动。气血动，才能意静——意念才能静下来，意静才能神活。

"正身"必"内省"

所谓修道，实际上古人总结就是三件事：一个叫正身，一个叫内省（也叫凝神，凝神内省），一个叫止息。古人总结我们修道，就这三条——正身、内省、止息。其实是两条，什么意思呢？因为正身必内省，内省必正身——就是用意念去想你的身正，正身就是姿势要正，也叫调形，调整形体。正身调形要认真，也要配合意念的返视返听，自然而然地，就做到了凝神内省。止息我们后面讲，现在大家还触及不到。当我能屏息、止息时，效果会明显；但现在我们还不能急着练闭息止息，否则血压会升高，会胸闷头晕。

前面，我们讲过修道九窍，分别对应天地人；正身内省也讲开窍，这个开窍的要点，有二十六个。除去今天，我们还有四天来细细了解这二十六个开窍的方法。

真要修道，必先开窍。谈起二十六个开窍的方法，我得到真传那是非常的不容易。

这二十六个要点，过去是非常保密的，"假传万卷书，真传一句诀。"这些事，我们现在看起来是多么普通的事，可是当时没那么简单。我们刚一解放，说针灸是迷信，中医是迷信，北京中医界四大名医，施君墨等人，说他们统统不

> 夫至道真旨，以凝性炼形长生为上。
> ——《云笈七签》

《易》曰："一阴一阳之谓道。"又曰："穷理尽性，以至于命。"夫理即道也，道即理也，阴阳之道即性命之道。此理此道，位天地而育万物，其大无外，其小无内，先天而天弗违，后天而奉天时，最幽最深，至精至细，知之者成圣成仙成佛；迷之者为人为物为鬼。然不得师诀，千譬百喻，以有形无，以实形虚，或露枝条，或泄根底，甚难穷究。

——《修真辨难·序一》

合法。名中医都是秘密地私底下给人看病，还有一些中医师失业，甚至没饭吃！到1956年以后，毛主席出面说"中医是中国的文化宝藏，要认真加以挖掘"，这才开始一点点好转。但直到今天，中医啊，传统文化啊，身为炎黄子孙，我们又真正了解多少呢？"无洋难以成文，有外始信其人。"这话是外国人讲的！我们相信了，这一定是真的。将来在中国文化史上，我们这几代可怜人哪，一定会被子孙后代狠狠地笑话。

所以，我现在讲的这些东西，这二十六个要点，我都会给大家讲清楚；但这是拿命换来的秘诀，不要因为太平盛世，就不当回事。过去知道的人轻易不传，我现在也不具体讲，我们明天、后天再讲。

正身的要点有二十六个，各有秘诀。这个秘诀，在古代就是亲传弟子，也是在快死的时候才传，是那么保密。除了古人怕"所传非人"，也因为这是多少代人的总结，来之不易，是血汗换来的，所以郑重其事，以免被人轻视。

修道的古人认为，正身，就是调整姿势。调整姿势本身是个小道，是个技术；但是古人同时认为它也是大道，就是要做人正派，堂堂正正地做人，这个是修炼的大道。小道调整姿势，大道是凝神内省。曾子说"吾日三省吾身"，就是这个意思。后来的理学家，借鉴佛门《了凡四训》里袁了凡先生的做法，每天反省用的是黑白棋子或者黑豆白豆，起了一个恶念或者做了一件错事，就搁一个黑棋子或者黑豆；起了一个善念或者做了一件好事，就搁一个白棋子或者白豆。

所以，小道是调整姿势，大道是做人要堂堂正正；道是内省凝神，大道是"吾日三省吾身"，返观内视。那么，止息什么呢？小道是止息，大道是不和人争、和光同尘。因为修道必须要练呼吸，最后达到的水平是什么呢？就是不用口鼻呼吸，而是用全身呼吸，用毛孔呼吸。怎么练呢？以后我专门抽时间把我的经验和体会跟大家介绍一下。修道后来肯定是要止息的，"非息停脉住者，而言得定，无有是处。"真正入定，肯定是止息的——不管你佛家也好，道家也好，儒家也好，不得止息法门，那种修行充其量只能叫入静，安静安静，真正得定，还差得远。

大道正身，所以也正己，堂堂正正做人。能真得止息法门的人，就从此入了金丹大道的修炼，也就真正进入了佛门"六波罗蜜"中的禅波罗蜜，也就达到了儒家大宗师"仁者无敌"的境界。仁者无敌，从大道上来讲，是什么？我绝不跟你争斗，绝对没有争斗的心。所以，这个止息也是停止争斗的意思，没有争斗的心，当然是无敌的，心里没有敌人了嘛。心里没有敌人了，当然就不会恐惧了，远离恐怖，这才算得上是一个修大道的人。所以真修道的人，他的内心是非常平和的，非常有安全感，现代人天天求的"开心"，早就在其中了。

> 常人之息以喉，由口鼻进出，不能入于祖窍以归根。真人之息行内呼吸，四个来往，不用口鼻呼吸，则息息归根矣。欲寻真人之息，须调后天呼吸之息，以寻真息归根。其气藏于祖窍，故息调则气和，息住气不散。
> ——《性命法诀明指·安神祖窍》

要真正理解传统文化，必须修道

罕言者，未尝不言，不过不轻言耳。盖命理幽深，其中有夺造化、转生死之机，言之起人惊疑。然《大学》《中庸》俱身心性命之学，其中有大露天机处，物人不自识耳！至于赞易十传，无非穷理尽性至命之学，后世不明大理，各争教门，彼此毁谤，彼乌知道义之门即众妙之门，亦即不二之门乎？

——《修真辨难》

古代的圣人还有一个特点，叫述而不作。什么意思呢？道家的圣人老子，原来什么都不想留的，他有个徒弟叫尹喜的，当时做看城门的小官，一天看见紫气东来，就知道必定有贵人过关。尹喜一看，有个老人骑着青牛要过关，一把拉住牛要求老子教导他，尹喜动用了自己的特权，说：你老人家想出关，可以，但得把你的心得体会记录下来，留给后世，泽被后世高明的人。后来老子述说，尹喜记录，写下了五千言的《道德经》。

释迦佛生前也没有自己写过东西，那些经典是他圆寂以后，他的弟子们回忆老师所讲的东西结集而成的。《论语》实际上是孔子的弟子记录夫子的言行编辑而成的；《易传》也不是他（孔子）一个人写的，他和他的弟子都写过《易传》，然后大家统一以他的名义发表。

那么，圣人为什么自己不写书？因为圣人教化，讲究个"顺天应民"，讲究个"缘起"；他们是顺应我们这些凡人的疑问，顺应我们的需要，随机说法，这样的随缘说法，就是"与道合真"。他说了，弟子记录下来，这就是述而不作。能力差一等的，只好"祖述文武"——三皇五帝、尧舜禹汤，一路扯古论今，套着圣人的语言"作书"。所以，"千古文章一大抄"，又抄又套又偷，不是你抄我，就是我抄你。所以清朝有个大臣，也是个才子，名字叫纪昀纪晓岚，乾隆皇帝让他主编过《四库全书》，从此他不敢写一本书，说千古文章一大偷。为什么？他说天下的理，被古人都说透了、说尽了，我们连理解、继承都还来不及，偏要抄古人的来为自己扬名，还有什么可说的？所以纪大学士只写过一本书，叫《阅微草堂笔记》，这只是他个人的人生感想。

可是，没这个觉悟的读书人不是，而是左一本，右一本，现代人更不得了——我们拿起一看，不是抄人家的，就是偷人家的。所以圣人叫述而不作。当然，这是人文，论到科学，我们还是应该把自己的研究成果多写点，因为这方面我们确实太缺了。

还有一点，要真正了解我们的传统文化，一定要实修实证，不能只是依文解字地在那里"搞学问"，结果全都似是而非，振振有词却离题万里。我们要想真看懂《论语》、《孟子》、《道德经》、《南华经》，以及《黄帝内经》、《龙虎经》、《黄庭经》、《周易参同契》，甚至《大藏经》，首先要求我们自己修道，实修实练；然后再结合着去看，就能一看就懂，一通百通。因为圣人是知行合一的，理论和实践合一，认知和生命合一，上古甚至是儒道不分的。所以，真要传承我们的传统文化，就得真修道。修道也罢，学儒家养气也罢，最低我们能够真正了解中国的传统文化，真正读懂中国的经典著作。

现在讲四书五经，大多数是就字论字、依文解字，这个

> 经书之喻言，埋没古人之本意，或流而为闺丹，或误而为炉火，或执其色身，或着于空寂，邪说淫辞，流行宇内，即有一二志士，满眼针刺，满耳梆铃，陪明无施，主意不定，一入网中，终身难出。此予辨难之所由作也。辨何难？辨其似是而非、似真而假之难，辨其古人托言隐语、指象画形之难。
>
> ——《修真辨难·序一》

> 易有渐卦，道有渐门。人之修真达性，不能顿悟，必渐而进之，安而行之。
> ——《天隐子·渐门》

样子讲继承传统文化都难，更谈不上发扬光大。我举一个例子，儒家经典《大学》里头有一句话："大学之道，在明明德，在亲民，在止于至善。"这话是什么意思？你可以用政治学来解释它，但这只是认知科学；生命科学在哪里？这话也同时表达了生命科学。明德是什么？你修道，开上丹田窍的时候，自然会明白什么是明德；上丹田窍真开通了，当然就"明明德"了。往政治治国方面解释的，至少还没有离开圣人的本义；再等而下之的，那就满嘴胡扯了，把明德解释成"明白道德"。这样讲的人，根本没有哪怕尝试一下圣人之道啊，就一路考试考过来了，所以当年把"学而时习之，不亦说乎"，解释成是"学习以后时时复习，也很高兴啊"，整个儿一个应试教育；在古代，"学而习之"，是讲做人之道，可不是应试啊。

什么叫亲民？亲民当然要打开中丹田和夹脊二窍，这叫开心。开心以后心胸宽广、海纳百川，自然有人气、有人脉，不是亲民是什么？能亲民，当然拥有影响力，能够教化周围的人，就能"亲民"。什么叫止于至善？古代儒道不分的时候，大家修道修到止息的时候，下丹田就开始"辟阖"，一起一伏内息绵绵，全身的毛孔都在呼吸，息停脉住天人合一，后天胡思乱想的妄念自然停止，当然"止于至善"了。

没这个学养的人怎么解释呢？解释成"一直伟大到最高的善，才停下来"。这个听着就很忽悠，难以自圆其说嘛。

通上四窍"明明德"，通中两窍"亲民"，通下三窍"止于至善"。窍通了，能止息了，一个人才能"知止而后能定，定而后能静，静而后能安，安而后能虑，虑而后能得"。这不都说得很清楚吗？知止而后能定，就能真正进入禅定。真正入定的人才能明白虚静的道理啊，这都是修道啊，所以古代的大儒都仙风道骨。

现在，我们讲究个分门别类、条分缕析，而古人的很多思想，它是生命与认知合一的，所以传统文化的经典分内解（生命内证）、外解（认知实践）。内解讲人和人的关系，外解讲人和物的关系。同一句话，可以适用于人际关系，也适用人与自然界的关系；而不是人与人的关系叫"历史唯物论"，人与自然的关系叫"自然辩证法"，分成自然科学和社会科学，我们的传统文化不是这样的。

大道研究的首先是人对自己的认识，二是人对人类的认识，三是人对自然界的认识，这三者是统一的，这才是大道。大道可以超越时空，是含三归一的。或者这么说，内解讲"修身齐家"，外解讲"治国平天下"；同一句话，你可以用于修身齐家，也可以用于治国平天下。可以研究人与自然的关系，也可以研究人与社会的关系。中国的经典，真的很了不起，还有不少东西，连说都说不清楚，文字就更难表达了。

> 法道无为，治身则有益精神，治国则有益万民。
> ——《老子河上公注》

回过来谈"盘腿"

深夜打坐，清净自然……夜来气清，息调神往。
——《道窍谈》

讲到现在，我们了解了修道的几个要点。《洗髓经》里的方法，对于健身养神，对于治病防病都有一定效果，但是要长寿，那就达不到了。怎样才能长寿，并且开发人的潜能？那我们必须了解盘腿静坐的道理。修道、修佛为什么要盘坐，盘坐有什么好处？特别是双盘有什么好处？为什么道家的道士和佛家的和尚，他们都要打坐练功呢？他们为什么要盘腿？这种盘腿的姿式多达十二种。

盘腿，它的首要目的，就是防止漏精。精气想要不外泄，必须盘腿。盘腿一定得功夫？不一定，好多出家人老了一身病，因为姿势不正确照样出毛病。那么盘腿的关键在哪儿呢？不在腿，在腰，在颈。坐势不正确，坐得久了，屁股尖会疼，腿当然也疼。为什么？痛是不通，对吧？通则不痛，痛则不通。盘腿痛，首先是哪儿不通呢？是腰和颈不通。这时候应该怎么坐呢？南怀瑾老先生提倡屁股底下垫高坐，屁股垫高自然腰直。以前的古人还用一种方法叫"晃海"，就是这样，上身转圈。平时盘坐腿痛，就要练这个。什么叫"晃海"？海呢，就是海底，具体说就是肛门的前口，就是阴窍——以它为中心，跟画冰激凌蛋卷似的。手要这样往后，手往后一背，就能打开中丹田窍接人气。

初步练盘腿坐，我们要练这个"晃海"。人的会阴窍是海底轮，要练这个晃海画圈；要越慢越好，越柔和越好，不要用力，要慢，要圆。先晃海热热身，然后盘坐的时候有个窍门——这个窍门就是我们坐的时候，把上半身的重心往前放，而不是端着个架子往后。我们多数人打坐是这样坐的，就是垂直90度，那么重心在哪儿呢？重心在屁股尖上，坐久了屁股尖当然疼。佛家道家真会打坐的，他们是先伸直了腰，往前伏一下，完了以后上半身起来，下半身不动；然后重心落在中间，而不是后边。这样一来，并不是90度，而是往前的，这才叫"莲花座"。上半身的重量主要靠两股承担，而不是屁股尖。

盘腿的目的，第一是防漏，防止漏精气；第二是温暖脚心。我们心脏的血液流通，每15分钟一个循环，靠心脏的泵压来完成；脚心是动脉和静脉交汇的地方，网状的，脚离心脏又最远，所以喝烈性酒喝多了，脚心就血脉不通。所以白酒少喝，有好处，一喝多脚就发凉了；而且年纪一大脚心就老是凉的、麻的、木的，因为血液循环不好。因此老年人天天要散步，千万别老蹲在家里不走，慢慢就不能走路了。

医生跟我说过，像我这个年龄一天要走三个小时。我在苏州住的时候，一天出去走三公里，回来走三公里，在湖边练功一小时。散步跟盘坐一样，温暖脚心，保持腿脚的气血，是一个非常好的运动。但是散步腰要直，身体要挺直，不能弯腰走路。老年人天天要散步，因为人老先老腿，年岁大了，骨质钙化，越来越走不动了，一走就腿疼——尤

三关者，口为心关，足为地关，手为人关，谓之三关，三关调则五脏安，五脏安则举身无病。
——《真诰·甄命授》

古人认为口不言则"心关"，手结印相叠则"人关"，足盘坐交迭则"地关"，这三关调和就可以"举身无病"。

其上台阶，上不动了。所以我们老年人一定要练走路，走路的时候要配合呼吸。

这是老年人，修道的人一定要盘坐。盘有十二种姿势，不是只有一种，就好像站桩，站桩有三十六种姿势。盘腿有十二种，这种叫散盘，也叫铜盘；这种叫单盘，也叫银盘；先以右脚压左股上，后以左脚压右股上，这样的双盘法，叫降魔坐；先以左脚压右股上，后以右脚压左股上，叫吉祥坐，所有的佛都这么盘坐，这是最高等的。那么盘坐法还有很多，比如这种坐法叫骑鹤坐，农村老太太都是这么坐的。

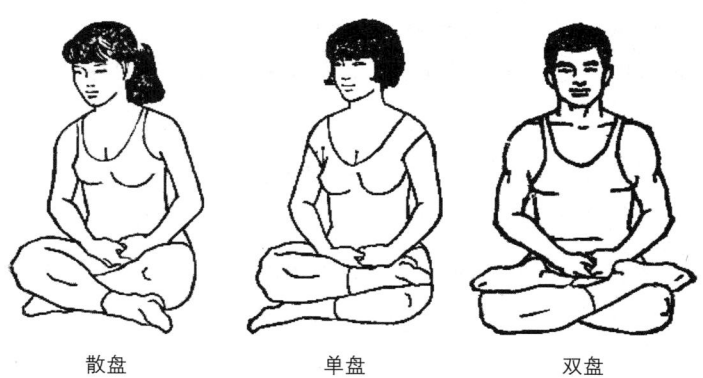

散盘　　　　　单盘　　　　　双盘

尔时，尊者罗云即中道还到祇桓精舍，诣一树下，正身正意，结跏趺坐，专精一心，念色无常，念痛想行识无常。

——《增一阿含经·安般品第十七》

云冈石窟里面的壁画里也有许多盘腿的方法；也有跪着的，跪着的是脚跟压着屁股尖，日本人习惯于这种盘法。日本武士习惯拿着个小马扎似的工具，把腿这么放，坐在上面，这是日本的习惯。年轻一点的人，最好坐一个椅子的前半部分，坐直了别坐满。为什么呢？坐满会影响下肢，气就不通。这样半坐气才容易通；不过这有缺点，就是容易滑下来，年轻人可以这么坐，年老就不可以了。

此外，我还要讲一个很重要的问题，就是脚平吸、接地气的问题。我们习惯于坐椅子上脚丫子不着地，或者跷着二郎腿只有一个脚着地。修道的人他这两个脚心，要像吸盘一样吸住地。为什么？因为我们身体里的病气都是从脚心排出的，其次是腋窝。我们的病气是从脚心排出的，所以我们坐的时候双脚要着地；不管这椅子是高是低，一定要脚吸住地，叫做"脚平吸"，因为脚平吸才帮助我们把病气排出去。不知大家听懂这意思没有？武术家练功，有一种叫摩擦步——他走路的时候，好像这个脚没离开地在摩擦似的。修道的人，走路的时候，坐的时候，都要脚好像张开似的，实际上脚丫子怎么能张开呢，只是意念上微微张开一点儿，就好像吸盘要吸住地，不要用力，这样的话你的病气就可以往下排。

今天我们讲正身，讲调整姿势。在修道里面有"正身四纲"，即四个要点，其一就是"脚平吸"，其二是肱要圆，其三是腰要直，其四是头要正。

> 物格而后知至，知至而后意诚，意诚而后心正，心正而后身修，身修而后家齐，家齐而后国治，国治而后天下平。
>
> ——《礼记·大学》

问答

儒也者,行道济时者也;佛也者,悟道觉人者也;仙也者,藏道度人者也。

三教圣人皆本此道以立其教也。

牟尼、孔、老皆名曰道。

——《张三丰全集》

学生：李老，您说《道藏》里边也收录了佛家经典《般若波罗蜜多心经》，将《心经》看成是道家的经典，这个让我很困惑，为什么佛家的经典又成了道家的经呢？

李老：一般人非常乐意划圈子，你的我的，你们家的我们家的，所以很在意佛家的、道家的、基督徒的、穆斯林的等，这可以说是全人类的通病。划圈子、分家产，这种习性与真理无关，与我们这些凡夫俗子的不安全感有关——因为心里感觉不安全，所以才会在意外在的这些东西，给自己围起来，武装起来，然后觉得自己似乎安全一点，好过一点。真正的大佛大道是相通的，也不会把经典当财产来划分——这个道理其实也很简单，现象上分佛家道家，但真理只有一个，为什么经典就不能通用呢？

同时，《道藏》有意把《心经》列进去，那是有很深的用意的，道家的高人借用这么一部家喻户晓的佛家经典，非常好地说明了道家炼丹成仙得道的整个修行过程。这部佛家经典在道家那里，其实也成了一个很完备的系统，特别好，能够完整地说明道家金丹大道成就的理论、方法以及程序。我们想想，这部经，只有短短的260个字，却把佛家的、道家的真正核心和秘密说清楚了，还很完备，这是何等的伟大！道家为什么要囿于门户之见，不去借鉴这么好的东西呢？

道家炼内丹，用《心经》来说明，真是非常好，而且融会贯通。但这一次没法详细展开来给大家讲了，那可就太长了，我们时间也不够；等以后吧，趁我还健在，陆续把这些经典整理出来，再报告给大家吧。

> 一切圣贤，皆以无为法而有差别。
> ——《金刚经》

学生：李老，炼内丹为什么要打坐？一定要打坐才能炼成内丹吗？

李老：对，完全如此。打坐盘腿第一要防漏，"天机不可外泄"，防止精气外漏，这就要盘腿。采药、炼丹，无不要求盘腿打坐。如果你只是希望健康就可以了，那你端坐着练练气功也没问题，不一定要打坐盘腿；但你要求长寿，就要修炼丹道了，因为筑基功夫不合格，没有练成"马阴藏相"，是无法修得长寿的。所以，"马阴藏相"也叫"马阴长寿"。

学生：李老，我是练过太极拳的，您说内家拳是从丹道来的，我不是很理解。

李老：内家拳，就是要你练出内劲，要不叫什么内家？真正中华武术的根基是丹道，是需要盘腿打坐炼丹的。炼丹有成后就产生外动外相，外动是自发的，不是人为的；现在不是，现在是太极舞、太极操，这都不是内家拳的本来。真正的太极拳是通过炼丹自动出来的——也就是说，太极拳是炼内丹的外动、外架，是自发的，不是人为的。

真正会打太极拳的人，哪里用得着真跟人对打，你打我的时候，我根本不用接触你，"应手即扑"——真正高手不需用手打人，对方扑来，不等近身，已经被内气弹出丈外，所以叫应手即扑，扑就是扑倒在地。你还没接触到我，我的气就把你崩出去了，所以"应手即扑"是弹出去，不是打出去，所以对方并不受伤，但是人照样倒，这种气就是所谓内力、内劲、内功。以前，我坐公共汽车，公共汽车上人很多，后面有人挤，有人就拿手推我的背，然后原地蹦一下，好像被电着了似的，他就发牢骚，说你怎么打我啊？我说我的背怎么打你啊？其实修道的人自然习武，他周身的气运行周转，一有外力接触，气就集中在那一点起作用，会弹人的；高手能用这个气把人推倒，不用挨着。

所以，两个内家高手较量，可能根本不需要交手就定了胜负。真正内家高手过招，是先看眼睛，我看你的眼睛，你看我的眼睛，然后各占一边走步转圈，如果其中一个眼睛一眨巴，气一散，那么就甭打了，输赢已定，不用交手了，这个就叫"听拳"。太极拳高手杨露蝉和八卦掌高手董海川较量，两个人在一起，走了三天的圈，互相听拳听了三天，但双方都浑然一体，了无破绽，最后两个人只好作罢，根本没交手，就算打了个平手——这个，拿现代人肌肉运动式的"技击"去套，完全没法理解。因为内家拳源于丹道，所以真要有真气，就可以通过两眼和外架表现出来，谁高谁低一看就知道。

太极拳的创始人张三丰在《太极十三势》中说："想推用意终何在，益寿延年不老春。"不老春，这就是标准的炼内丹的语言。

当年，河北省献县有一个人叫郭云深，他带出了一批徒弟，最小的徒弟就是王芗斋，创立了"意拳"。意拳其实也是源于山西的心意六合拳，还有形意拳，李洛能就是形意拳的高手。近现代中国内家拳里最重要的，一个是形意拳，一个是八卦掌，一个是太极拳，它们都是内家拳，是通过内丹练出来的。内丹怎么炼法？我明后天给大家介绍。真正练内家拳的人，应该先炼内丹。如何通过内丹达到太极拳法的原理和练法，我整理了一本教程，这本教程我还没有想好要发表，先内部用着吧，看机缘。通过这本教程，大家能实际验证炼内丹能自动出现内家功夫。

学生：李老，那内家拳的内力和我们肌肉的力有什么区别啊？

李老：自然是有区别的。孔子有一个说法，叫"中和之气"，这是在形容内力。什么叫做"中和之气"呢？中就是"引而未发谓之中"；和呢，就是"发而皆中谓之和"。就像一张弓，拉开来要射未射，这个时候才有力量。我引而未发，那对方肯定害怕，我箭一放出去就没有力了，所以你看太极拳没有走直线的，直着这么一伸拳，肌肉做功了，内气反而放不出去了。所以在修炼的人来讲，内力和肌肉发力是不一样的，因为肌肉发力只好走直线，出去就没有了。"力发于脊"，肌肉的力自脊柱出，其实就是后腰这么一拧，好像全身力量就集中于这一点；内力不是，是旋转的，发之于气海，一般人说内力自下丹田产生，其实是气海，这里也叫"力窍"，也叫"劲窍"，也叫"势窍"。势窍是什么意思？我将飞未飞，将跑未跑，这个叫"势"，势一展开，就会飞会冲，这也是孔子说的"中和之气"，引而未发的阶段。"发而皆中"，就是只要出手就不会落空，真有内力，会运用内力，那肯定是意到气到，不会落空；像那种搞呀搞，半天打不到点子上，心下绛宫金阙，中丹田也。

——《抱朴子内篇·地真》

那是肌肉的力，不是内力。两个内家拳高手对阵，往往同时击中对方，看着慢吞吞，声音却劈云裂帛，很不简单的。

学生：开夹脊窍我知道了，那夹脊对应身体前面的中丹田窍怎么开啊？

李老：打开这个窍的方法，就叫舒心，也叫开心，要笑脸常开，心胸开阔，那么有烦恼纹都会平的。如果愁眉苦脸，天天烦，烦恼纹就出来了。所以我们人要心怀坦荡，总是开心，心里很美，然后平时双手抱球，形如弓弦，两中指间好像有根弓弦，这样开肩又开心。

学生：修道怕风，那怎么防呢？

李老：天热的时候，你可以什么都不穿，光屁股练功都可以，但膝盖一定要盖一层布，因为膝盖最怕受风，受风了也不容易好。修炼的时候咳嗽了，这时候最好有人在你的背后给你盖一块毛巾，盖到你脖子的这个地方，事先盖也可以，盖住了玉枕，就可以防风了。

学生：李老，您说我们牙齿平时要轻叩，这主要起什么作用啊？

李老：牙齿一叩，就能关住我们的肾气不外漏。要证明我的肾气足，我筋强气足，一定是牙齿一咬就有声音的；年轻人肾气足，早晨醒了以后，一咬牙就出声音了。修金丹大道的人，采药的时候，牙一定咬得非常紧，要多紧有多紧，别害怕。我们平常去小便，千万要咬紧牙小便，为什么？因为这样子防止肾气随着尿排走，这种咬牙也是固齿、健齿的。所以我们平时不练功，虽然不咬紧牙齿，但是要轻叩，起一个健肾的作用；到了修丹道的时候，刚开始咬牙以咬槽牙为主，因为你咬不住门牙，到了高级阶段是自动咬门牙。

学生：那我们平时就要牙齿叩住，舌头卷住，对吧？

李老：说得好，是这样。叩齿健肾，也能起思想集中的作用，为什么？因为牙一咬，人的输出神经就受到抑制了，思维比较不容易散乱。卷舌帮着咬牙，更能做到专心一致，舌为心之苗，它能帮人做到专心一致，这样做事情都比较专心。卷舌还能"搭鹊桥"，让任督二脉相通；卷舌还帮助我们产生大量的口水，口水里面有多种酶，道书上叫"长生酒"，也叫"金津玉液"，还叫"神水"。将来大家要是练到了"玉液还丹"，那这个口水是从脑间滴下来，透明的，是甜的，像葡萄糖一样甜，这个对炼内丹有大用。现在这么一卷舌，口水帮助了我们的消化，我们吸收能力就强了。这个口水也叫"黄婆"，它是"真意"，所以我们要"饮刀圭"，然后它才能把情带到下面，和性相交，叫"龙虎交媾，阴阳交泰"，它是不可缺少的媒介，太重要了。

> 若问女子玉液还丹，便是赤龙化为白凤。充满下田，恍如胎孕，功满气化，神光圆足，透出顶门，练就阳神，玉液还丹。
>
> ——《女功止法》

学生：我记得有句话，叫"鼻拉脐，降火气"，是这样吗？

李老：说得非常对。因为我们普通人的头往前伸，鼻子往外翘，常年躯干和头部不那么协调。我们修道以后，收颌，鼻子微收，和肚脐垂直，像是拉了一条竖线，这就把脉道打通了，脉通则气通，气就降下来了，不是浮着不下来。一收颌，你看：耳朵就对着肩，鼻子就对着脐了。假定我们很生气，要跟人吵架，跟我的妻子，或者我的丈夫吵架，跟我的孩子要生气，怎么办呢？只要这么一收颌，鼻拉脐，就好像鼻尖到肚脐有一根线，这么轻轻一拉，肝火立即下降，让你生不起气来，这叫"鼻拉脐，降火气"。

学生：李老，练内家拳站桩，脚的要求您说得很详细，那么腿的要求是什么？

李老：腿的要求叫"屈中有伸"——站桩明明是蹲的，但你要想你是站着的。随着功夫的加深，你的意想就起作用。站桩里的骑马蹲裆，一站一个时辰，不累吗？那个训练起初是大跨度的，但它不是傻练、死吃苦。内家站桩的窍门就是"屈中有伸"——你往下蹲，这是屈；但意念中是伸，是挺，日子长了，自然不一样。我们现在太平盛世，不需要练这个，但你要懂，要真懂中国文化的精华都是些什么。

修金丹大道也有站桩的，姿势大约有三十六种，最难的两种，一种叫"降龙伏虎式"，一种叫"童子拜观音"。邱处机邱长春有一个徒弟，叫郝大通，他炼丹站在海边练，"童子拜观音"，一只脚落地闭着眼睛站，能站九个小时。炼丹站桩，能修成金丹大道，其副产品就是内家拳，有武功了，就这么回事。不修丹道只练武功的人，也知道不能漏精，漏了也得从头再来，这不就说明内家拳的源流了吗？就是练外家的，比如拳击，他们在比赛以前，优秀的运动员也不敢有性生活，怕影响发挥。很多生理学家觉得可笑没道理，但运动员自己知道有没有道理。我们站的时候是"屈中有伸"，或者"曲中有挺"，但现在你站，最好不要让膝盖超过脚尖，就是别蹲太低。太极拳里有往技击实战过渡的一门，叫"太极推手"，推手的时候丁八步，膝盖不超出脚尖，过了就倒。当然，现在推手是表演，两人"顶牛"顶上了，因为没有内力只有肌肉力了。

学生：坐在椅子上练功，最理想的坐姿是什么样？

闭绝命门保玉都，百年方酢寿有余。
——《道枢·太极篇》

这里的"闭绝命门"，指的是断绝性生活，固守精气。

李老：要往前坐，坐在椅子前半部分，并且直腰拔背；如果这么坐的话，这一块气不容易通。我们的屁股尖上有个穴位叫承府穴，《西游原旨》里说把孙悟空压在了五指山下。这么坐正以后，就只压住了我的承府穴，就等于把孙悟空压在了五指山下，帮助我们减少胡思乱想，它的好处是这样的。

学生：李老，一直腰，肚子是鼓还是收啊？

李老：先收后放松——先吸气收腹，然后再轻轻地放松，腰往前一送，挺腰，这就对了。太极拳里管它叫"塌腰"。这么一"塌腰"，你看我一坐直，好像是掉进井里了，然后想出来，就得把身体拉长，往上拖；这么一拖，肚子非收进去不可。开始练的时候肚子可以鼓，可以收；将来程度高了，肚子是收的。"虚心实腹"，肚子里有气，气海充满，所以是实的，而肚子是内收的。你们看佛像，除了弥勒是大肚皮以外，其他佛都是收肚子的。那么你一收肚子会出现什么现象呢？背就直了，并且三阴会自动提起；然后"松密处"，开海底的窍。

学生：李老，那内家拳的这个内气，究竟是什么气？

李老：武术界有个说法，叫力发于丹田，其实就是从腹部的"气海"发出来，这肯定是内力了。内气的对外作用就叫"内力"，内力的能量基础就是"内气"。内气周身流通，但主要储存于气海，所以气海又叫"行窍"，它的名称也很多。内气是武术家的叫法，中医认为它是经络的气，所以又叫"经气"；它又是"命气"，又是"荣气"，其实是一个东西，只是叫法不一样。荣气，就是荣养的，所以它不只走经络，也走血管，管人体的营养，润泽五脏六腑。

虚其心，实其腹，弱其志，强其骨。
——《道德经》

古人修道，尊奉老子虚心实腹，弱志强骨的主张，讲究"三顶"，即脑顶宜微向上顶；舌尖宜往上顶；尾骶宜往上顶。做到三顶则三关易通，固气安神，物欲之志变弱；填精益髓，后天凡骨变强。从而弱志强骨，脱胎换骨。

"卫气"虽说也为水谷精微之气所化，然而其气剽疾滑利，不受脉道约束而循行于脉道之外。对于卫气的作用，《灵枢·本脏篇》有着极为权威的记述："卫气者，所以温分肉，充皮肤，肥腠理，司开阖者也。"又说："卫气和则分肉解利，皮肤调柔，腠理至密矣。"这说明，人体肌腠的温养，毛孔的开合，以及对于外邪的抵抗能力，莫不和卫气发挥的作用有关。

我们现在开始修道，练的这个气，还不是宇宙本源的"先天一气"，这个叫"水谷精微"，半先天的。为什么？它源于我们吃东西、喝水，所以叫"卫气"，这个卫气不走血管走组织液，所以会在皮肤的真皮层流通，还走肌肉，所以它的名字也很多。我们开始练的气，我们说气通不通，就是指卫气。为什么叫卫气呢？因为它保卫我们，不让"外邪内干"，它在体表走真皮层，在体内走肌肉，肌肉在中医里叫"腠理之间"，是走肌肉的。卫气有一大特点，就是它能被人的意念指挥，能够"意到气到"，刚开始我们的"意"还只能是后天的思维用意，谈不上"神意"，所以练气理气的这个气，就只是卫气。

武术界所说的"混元气"，其实古人叫内气。这个比我们开始练的这个气要高级点，不是卫气，是荣气；它全身都有，但储存在气海。荣气和卫气都是半先天的，一半靠吃饭，一半靠父母给我们。最开始的内家拳的气，就是这么个内气，其实就是荣气，荣养全身，所以练武能身强体健。荣气走血管，所以往里走润泽脏腑，练武的人脏腑要比一般人强壮得多。荣气走经络，所以能外放表现为功用，表现为"内力"，这个就能够用于技击实战了。而我们刚开始练，意念只能引领卫气，卫气走肌肉，所以有外力；内力要从经络出，那是荣气，所以现在我们的程度，只有外力没有内力。

内力源于内气，其实就是荣气。那么金丹大道要得"真气"，不是得内气就可以了，真气要比内气高级。真气是先天的，不是后天的，也叫"真元之气"，也叫"先天一气"，是宇宙本体的那个动能。修道要修到"神意相会冲泥丸"，这就得了真气了；然后它会自动在中脉里会合，这个地方就是"玄关一窍"了。然后丹成结胎，脱胎，沐浴，出神，全在这里了——这才算是丹道正宗，必定是以真气为基础。没出真气，没出"先天一气"，都是练气功，或者练武功，不算修大道。那么过去的古人还真就是这么修炼的，他们先练气功，有个健康的身体；然后练武功，强壮脏腑，可以保家卫国；最后修丹道，能够长生得道。因为我们人哪，生而能知的圣人少，学而或知的凡人多，所以先从后天思维的意念引领开始练。我们人在放松静守的时候，就可以引领并且强化这个卫气了，卫气居中外邪不侵，人的免疫功能大大加强，自然就健康起来了。现在的人也叫"生物电场"什么的，其实就是练气功。内家拳是"炼精化气"，已经练荣气了；荣气能走经络内脏，全身做功，也可以表现为外在的"内力"，这个力已经能够发挥宇宙本体动能的一点作用了。所以，真有内家功夫，往那儿一站，你用后天肌肉的力量是推不动的；但这些都只是修大道的"学前班"，金丹大道是要夺那个宇宙本体生生不已的动能之"机"，达到"同于造化"、与天地同根的程度，就要求我们有大气魄、大心胸。

修大道，不只为我们个人，也为继承我们的传统文化，更要为全人类的生命进化实证一条明路。曾子说："士不可以不弘毅，任重而道远。"我们要像他一样思考生命，思考人生的意义，才不会局限在一人、一族、一国的眼界，才能扩大到全人类世世代代的福祉上，这才是大道之大的本意。

真正灵药是何药？先天真一之气也，先天精气神三宝也。先天真一之气又名真种子，此气不落于色象，至无而含至有，至虚而含至实，真空妙有，统摄精气神三宝。三宝亦非有形之物，乃无形之真。玉蟾翁云："其精不是交感精，乃是玉皇口中涎；其气即非呼吸气，乃知却是太素烟；其神即非思虑神，可与元始相比肩。"虽分三家，总归于先天一气。三家合而成一气，一气分而为三家，采药者即采此一气三宝，运真火煅炼成丹，点化一身万般阴气，归于纯阳清净、无垢无尘之原物。如人有病，用药医治而成好人矣。

——《象言破疑·药物说》

第三部分 修道的二十六个细节

"正身"的四大纲要

现在，我们把前面提到的二十六个修道秘诀详细说说，并且加以实践。这二十六个秘诀其实就是修道的二十六个细节，在过去，人们认为这就是秘诀，这也确实是修道开窍的秘诀。昨天我们讲过，修道要开人身九窍，不管你是佛门的、道门的，修行要得正果，都需要用这二十六个秘诀来开九窍，甚至练武术的人，也是一样。在公园里，有人在那里站桩，他站着干什么呢？实际上站桩在武学的真实目的，也不过是开九窍。但站桩如何开九窍，大多数老师是不会告诉你开窍的秘诀的。武术老师不会直说，就是叫你傻站着，说是看你能不能站出"东西"来——这个"东西"不过就是武术界所说的"内气"或"内功"。当然了，这样傻乎乎地站，偶尔也有人碰对了，站出点"东西"，这个相当于买彩票了，纯属巧合，瞎猫正好撞上死耗子了。过去的老师父一看你撞上了，站得有"东西"了，他才过来东比画一下，西比画一下，你才知道：哦，是这个架势才能产生效果，才会产生内气、内劲、内力、内功，才有内家功夫。

至于现在，"武"只有"术"了，真正成了"武术"了，就是些花架子，跟小青年的街舞似的，看着好看，能演电影，

> 人之一身，三元四相具足，故谓之七宝林。
> ——《太上升玄消灾护命妙经注》

古人修道，分外丹、内丹，内丹家认为人身本具道，自有秘诀可成道。因此，道由人修，修从身来，非常重视"炼形"，即身形架式的修炼。

但那个是"舞"不是"武",更谈不上什么"以武入道"了。我相信现在绝大多数在公园里练站桩的,真的不是老师不告诉他,确实是因为老师自己都不知道。

我很早就学太极拳,是真正技击用的太极拳啊,不是公园里边的"太极舞"。中国的武术分为两大类:一类叫内家拳,一类叫外家拳。内家拳只产生于东方,尤其是中国;在国外、在西方是没有的。内家拳是什么呢?是道门里炼内丹炼出来的"副产品",上古天下不大太平,儒道也不分家,高明的人会修道炼内丹,而后产生外在的功用,这个就是内家拳了。我们现在能看到的,内家拳里有形意、八卦、太极,这都是中国的宝贝,外国人很难理解。太极拳出在河南温县的陈家沟,形意拳跟八卦掌都出在山西。历史上武术界很多人,他们是真懂得秘诀的,但他们轻易不会传。我年轻的时候就学过这个,所以我知道秘诀;后来,中国武术协会就聘请我为中国武协的常委。今天大家有缘在一起,我把这些秘诀公布出来,告诉大家,不管你练武术还是不练,你起码能知道中华武术真正的秘诀是什么,怎么用,这样至少中国内家拳不至于完全退化成"中国外家舞"。

中国内家拳都是从桩法开始,也就是要站桩。站桩相当于我们修道炼内丹的"正身",也就是调整姿势。站桩不单纯是站的,有坐桩,有卧桩,还有躺着的,这些都是桩法。我们修道炼内丹的人呢,要盘腿打坐,要降阴升阳,要采药炼丹;内家拳要站桩练气,道理大体差不多。为什么呢?内家拳的基础是内丹,内丹的外用是内家拳,就这么简单。内家拳和内丹的奥妙都是相通的,这些秘诀不但可用在我们的

> 紫阳翁云:"咽精纳气是人行,有药方能造化生;鼎中若无真种子,犹将水火煮空铛。"嘻!"金蝦蟆,玉老鸦,认得真的是作家。"有为之道,岂易知哉!
> ——《象言破疑》

清人刘一明的这段话表明,即使是"后天有为"的方法,没有名师真诀,也是"水火煮空铛",盲修瞎练而已。

武术上，也可用在修道炼内丹上，因为它们的本源是相同的。所以，修道必习武，以武可入道，因为二者是父子关系，息息相通。佛家有少林，道家有武当，小说家也是根据中国文化这一特点来的。

  自古至今，所有修道习武的人，都要"正身"，其要点有二十六个，我教给大家，也让大家来体会，这都是很宝贵的，恐怕现在知道的人是越来越少了。方法很简单，大家也可能听说过，但不一定会用。这二十六个要点一般分成四纲，就是四个纲要。四个纲要：其一是脚心；其二是头；其三是胳膊，古人叫肱；其四是颈。这四纲与我们修道所谓的盘腿打坐，是同样的历史悠久啊。

> 有为岂是弄皮囊，做作千般总受伤。
>
> 怎晓心传真妙诀，鬼神莫测扭阴阳。
>
> ——《象言破疑》

向雪山白猿学习

　　那么，盘腿是怎么来的呢？传说 7000 年前，在喜马拉雅山上居住生活着一个人数不多的部落民族。这么高的山，冬天非常寒冷，并且缺衣少食，所以每年过冬，总得死几个人，而部落里人本身就少。那怎么办呢？部落的领袖就去观察动物，印度的学者甚至考证说这位民族领袖的名字叫阿达锡瓦，他观察到雪山上的白猴子，就是一种白猿能在室外安然度过冬季；他还到山洞里观察狗熊，发现狗熊可以冬眠安然过冬。人是万物之灵，人为什么就不能度过冬天呢？阿达锡瓦发现狗熊吃上一秋天，吃得胖胖的，然后就躲在一个山洞里面开始冬眠，蛇也冬眠，但是人类学不了啊，睡久了还头痛。因此他就观察雪山上的白猿，看看这些不冬眠的动物是如何过冬的，结果他就发现雪山的白猿都是盘着腿过冬的。然后他就有样学样，但是学得不像，还是浑身发冷；因此他就仔细观察，发现了雪山白猿盘腿打坐的七个要点。

　　这七个要点就是脚怎么办、手怎么办、腰怎么办、颈怎么办、肩怎么办、眼怎么办、嘴怎么办，共七个要点。这个方法我们现在管它叫"七支坐"，因为它有七个方面的要求，就是手、脚、肩、腰、颈、眼、口，所以叫"七支坐"。这个方法从喜马拉雅山传到印度,所以印度各个宗教都用这个方法。

不过它当时的名字叫"坦特罗",后来变成"坦达",后来变成"达",再后来就变成"Chen",这就是禅的音。这个"达"是意译,"Chen"是音译,其实就是禅定,这就是禅定的来历。我们打坐,是打禅定来的,目的也是为了"定"。这个演变过程,是印度的学者考证出来的,不是我们考证的。禅定跟禅宗不是一回事,是两码事,它只是打坐修行的方法;禅定是所有修道人都要了解和掌握的技术,佛陀也承认禅定是"共法",公共的法,谁家都得用,只要你修行。后来在一千多年前,我国有一位著名的僧人,还被聘请去印度传"七支坐"。

"七支坐"的七支,其实就是"七肢",就是手一支,脚一支,肩一支,腰一支,颈一支,眼一支,口一支。后来这个方法发展了,发展到四纲二十六个要点,这就是通行于佛道儒各家的打坐修行的秘诀。这二十六个要点我在讲义里都印出来了,口诀都在上面。将来,你们打坐、禅定、修炼的时候可以慢慢地研究,慢慢地精通。

> 念诵一唵声,制气至极止,如其力所能,平等持不已,正定念声逝。
> ——《禅定点奥义书》

> 《奥义书》为古印度婆罗门教的典籍,远早于佛陀出世的时代。这段文字中已经明确地指出,因念诵禅定的方法,得定而后声自止,"正定念声逝"。

详细谈谈"七支坐"

> 真正要想证道得定,最后还是要这个**姿势**,这叫毗卢遮那佛的七支坐法。
> ——《南禅七日》

> 盘腿是非常非常重要的。我们身体什么气脉都容易打通,真正难通气脉的是双腿,由腰以下两个腿,那个气通了,才算通了。
> ——《南禅七日》

现在,我们还是从"七支坐"开始吧。

先说"脚一支"。这个就是我们讲的盘腿了,7000年前阿达锡瓦发现雪山白猿能在冬天过冬,能适应寒冷的天气,就是因为它们盘腿。我以前在北京做过实验,按照正确的"七支坐"来盘腿,把人放进冰库里,零下二十多度,只穿短裤,光着身子,最长有一个人坐到了两小时40分钟,这些人都是修行不久的人。所以,"七支坐"御寒的能力确实很强,修道的人可以起"暖",还能保持身体的热量不散,确实不简单。像我们炼金丹大道的,"七支坐"还可以防漏,防止精气外漏,这很重要,不漏你才能生热安炉、降阴长阳、采药炼丹,漏掉的话,一切都是白扯。

除此以外,"七支坐"还有一个作用,什么作用?人体的气血往上走,往周身走比较困难,但当你盘腿以后,人体就形成了环路,就能够把气血运行到周身,这才能"通关展窍",人体的气脉才容易练通。否则,气都不通,不管你修佛还是修道,都是"功夫不上身",都不入流呢。所以"七支坐"盘腿的作用就像压力泵,让气血往我们全身运化。真要上了道,我们盘腿是越盘越紧,以后你们自己就会知道。

盘腿你不用管它，它自己会越来越紧，自己就会通关展窍，打通全身的气脉，这是"七支坐"盘腿的第二个作用。

　　第三个作用，是我们盘腿的时候容易"入定"。入定以前要入静，入静的时候，我们已经需要有意地训练屏息。真入定以后，呼吸是"息停脉住"的，脑子不起什么后天的妄想，但会进入"色阴"、"受阴"的状态，那又是另一种境界，这在佛家的《楞严经》里边就有，道书里也有。最终，我们修金丹大道，要练到"灭息定"，佛门叫"灭尽定"。为什么一定要练到灭息定？跟佛门一样，修大道要证悟，也需要入"非想非非想处定"，佛门的"受想灭定"或者叫"灭尽定"，和道门的"灭息定"，名词不同，意思则一。

　　这个扯远了。以大家现在的基础，我们还是转回来先说说"入定"。佛家说"非息停脉住者，而言得定，无有是处"。真要入定，修道的人当然进入先天的呼吸了，口鼻肯定不呼吸了。先天的呼吸在哪里？你看胎儿，他们主要通过脐带来吸收物质营养，所以入定以后的呼吸从横膈膜以上的肺部，移到了横膈膜以下的腹部。这个是不是"灭息定"呢？这个还不是，只能算是"胎息"。什么意思？胎息胎息，还是有息——当然，能胎息，这修道就有点意思了。过去的人，专门练这个，鼻孔前粘个鸡毛，口鼻不呼吸鸡毛就不动；这个时候，人的下丹田窍会"辟阖"，全身的毛孔在呼吸。有人就说了，毛孔能呼吸吗？过去有人做过实验，他把会胎息的修道人，身体涂上树胶一样的涂料，让毛孔不开；过了四个小时，这个人就死了。事实上，人体不单能靠口鼻呼吸，还能靠全身呼吸；所以我们要常洗澡，常常让毛孔开着。最

> 元为阳，为刚，为动；牝为阴，为柔，为静。元牝之门乃阴阳之窍，刚柔之门，动静之关，无方无所，无形无象，仿佛曲肖，虚悬一窍，在五行不到之处，四大不着之境，至无而含至有，至虚而含至实，乃阴阳相合之中一窍。愚人不知，以口鼻为元牝者。非也。夫口鼻是呼吸出入之门，非阴阳出入之门，阴阳相合，生仙生佛，口鼻呼吸之气岂能生仙生佛乎！《悟真》云"元牝之门世罕知，莫将口鼻妄施为"者是也。
> ——《象言破疑》

> 静定之际，先行闭息之道。闭息者，夫人之一息，一息未际，而一息续之。今则一息既出，而又抑后息，后息受抑，故继之缓缓焉，久而息定。抑息千万不可动心，动心则逐于息，心未止而心已动矣。
>
> ——《玉清金笥清华秘文金宝内炼丹诀》

初修道的人，最怕两件事，一是惊功，二是吹风；因为修道的人，他的毛孔是张开的，所以不能坐在风口练功。如果天热开窗，我们要避开通风口，这时候最怕的一个是风，另一个是惊。我们练着练着，窗户咣当一下，这叫"惊功"了，我们最怕这个。这怎么办呢？我给大家教掐诀，一惊的时候马上就醒；掐诀还能保护中枢神经系统，所以修行要掐诀。

掐诀还能离幻辟邪。我们修炼的时候，有可能出现幻觉，这个跟内景有关，也跟神经系统有关，还跟神经病、精神病有关。什么叫出幻？练着练着看到美女、看到亭台楼阁，狐狸精都会出现，掐着诀，一下就没了，所以掐诀能够镇惊、离幻、辟邪。

胎息的入定，还是一种浅入定，但这个时候修道的人口鼻是屏息的。平时我们就有屏息的经验，比如说你穿针的时候，你怎么办呢？你屏息不呼吸，因为怕手抖；士兵射击的时候，也要屏息，因为怕手抖；再比如，你端着一碗热汤走过来，你肯定憋口气屏息。佛家讲"制心一处，无事不办"，又说"定为百工共法"。什么意思呢？就是说，不管你是干什么的，总要集中注意力，不能分神，这个时候你自然要"定"，要定可以，屏住呼吸。我举一个例子，比如说毛主席游长江，他不是自由泳蛙泳什么的，他就是躺在水面上，然后这样划拉两下，就这样在长江上游了两个小时，其间他也要屏息的。我们也可以在家里试，把澡盆里放满水，躺在澡盆里面，神仙似的；然后一憋气，口鼻不呼吸，身体就自动漂起来了。憋气省力啊，可以游好长时间。等将来我们修炼到胎息，你们就会明白，屏息是非常有用的，治病、入定、出功、益智，都得打这儿开始。

"反者，道之动也。"修道要返，金丹大道更要返息，佛家叫"观息法门"。修道要上道，要炼成金丹，当然要能够胎息，所以先得学会屏息。这当中有什么道理呢？因为人只要一吸气，中枢神经就必定活动，意念就不能停止，当然也不能真正"入定"。

呼呢，只是影响我们的自律神经活动，修道初期关系不大，但也有用处，如果你心里很烦，或者你现在睡不着觉，心里乱，这时候你想着脚心，然后吐气，一会儿心就定下来了，很快就解决了。

所以，口鼻呼吸不止，不能进入胎息，中枢神经活动就停不下来，妄念纷飞——不管你是佛家的，道家的，还是什么家的，修行都还在思维里转圈圈，连入门都谈不上。我们明天后天讲呼吸吐纳的方法，就是让大家明白如何"返息"。佛教里练呼吸叫"安般"，道家叫"吐纳"。练呼吸的方法非常多，在印度来讲，有一百三十六种，在我们中国有多少种呢？我没有统计过。总之，呼吸方面的修行方法，在印度不只佛教，印度有很多种宗教都在用，我们道家也用这个方法，这是不谋而合的，因为这个方法可以帮我们入定，而"定为共法"，是所有修行的人都要掌握的。

> 呼吸吐纳，服气养身。
> ——《养生论》

"七支坐"盘腿打坐的第四个好处，是入定以后修行的人不倒。如果我们就这么坐着练功，难以入定不说，万一入定了，人咕咚一声就倒了，这个很糟糕；所以，盘腿以后，修行人入定可以不倒。

第五个作用，就像葡萄的藤到了冬天需要卷起来埋土里，怕的是它的养分丢失；盘腿也是防止我们精气等人身精华的东西丢失。这是养生最好的方法，我们只要能盘腿坐着，有心脏病、脑病的人，很少会在盘腿的时候出问题。

盘腿打坐如此重要，因此，各个宗教里修道，都在用这个方法，佛教密宗里，尤其是一派叫"大手印"的，把盘腿称为"身印"，可见它的重要。

"七支坐"最关键的东西是腰这一"支"，腰要挺起来，而不是腿盘起来。眼睛也要放松，因为眼不松，嘴就不松，嘴不松，身体就不会松。嘴的要求是不要紧闭，报着个嘴。我们炼内丹，除去"升阳"的时候需要嘴紧闭，其他任何时候修行，都要微张。为什么？因为嘴微张才能松。如何证明你练的时候嘴是松的？就是口水都要出来了，证明我们的嘴松下来了。所以我们修道，一般的时候不要把嘴闭死，你可以自己试，嘴微张好像傻子似的，口水都快出来了。嘴松了，身体才能松，古人总结了这个经验。

嘴的要点，还有一个是牙齿，另一个是舌头。这两样该怎么办？牙齿联系到我们的肾经，中老年人牙齿松动，也就是性激素、荷尔蒙衰落下来了。可我们修道有一种本事，就是牙动摇到快要拔掉的时候，你只要咬紧牙，好好修，牙就能固住，把它恢复到不需要拔牙的强度。虽然我90岁了，我的牙只有四个是假的，其他的全是真的；但是我的牙磨短了，所以我不得不垫着个牙套吃东西。我修内丹，在"采药"的时候，需要咬住牙，常常一咬就是一个半小时。平时修炼的时候怎么办？平时牙碰牙别咬紧——只有"采药"的时候才咬紧，采药就是丹法中"性来了"以后"采药"，这个时

眼为神之门，耳为精之门，口为气之门。视之不息，则神从眼漏；听之不息，则精从耳漏；言之不息，则气从口漏。
——《阴符经注疏》

候要咬紧牙，我们平时修炼的时候，牙齿轻轻挨着就行了。

牙的问题跟肾经有关，可以看你的肾水足不足。如果您是个青年人，您肾水足，牙齿可以提供一个很好的证明：你醒来的时候，你轻轻地咬牙，会发出吱吱的声音，这证明你肾水足，可是我们老年人多数做不到了。肾气足，表现在骨头和牙齿上，肾主固齿，固齿就是骨头和牙齿都好；所以肾亏的人，他走路骨松腿软。年岁大了，性荷尔蒙不足了，肾亏了，肾虚了，缺乏这个东西，牙齿就动摇了，腿就软，走楼梯的时候就好像爬不上去了。

我们修炼的时候，牙轻轻咬住，然后嘴要咧开，要眉开嘴笑——你看佛像，都是面带慈祥、面带微笑，佛像的牙齿也是轻咬、轻叩的，嘴微张的，所以他们是笑口常开。

再一个就是舌头，舌头非常重要。有人常常说，我心乱，我修炼的时候就是静不下来，很多人常常说这个话。心里乱，就是心里不专一，一会儿想这个，一会儿想那个。怎么办呢？其实办法非常简单。是什么呢？中医里讲了，舌为心之苗。我们中医认为，思维、思想为"火"，并且分为"相火"与"君火"，相火就是意念活动，君火就是神，元神；因此舌头跟心有很大的关系，尤其是跟人的思维活动有很大的关系。

> 舌抵上颚，道书上又称"闭塞风关"，目的是为了调息和缓引精气至泥丸。

佛教里说"心"分为心性、心意、心神等。心意相当于人的第六识，也就是大脑的思维活动；心神是第七识，就是思量判断的根本；心性是第八识，是这一切功能的本体。我的讲义里面都有分析，这个说法不是咱们道家发现的，这是人家佛家几千年的体会，很不简单的。

舌头跟心有这么大的关系，那么有没有证明？有，我们古代人犯了心脏病，是通过舌头来抢救的，功效卓著。我们现代人心脏病犯了，当然立即给他吃硝酸甘油，或者上氧气；古人没有硝酸甘油啊，也没有氧气来抢救，那古时候的人怎么抢救呢？古人就用筷子把病人的牙齿撬开，用手把病人的舌头拉出来，人的舌头底下，不是有两根青筋吗？这个青筋里头的血有讲究，道家认为可不是一般的血，叫做"金津玉液"，负责抢救的人拿一根三棱针，对着这两根青筋轻轻一刺，它就出血，一出血，就把人给抢救过来了。

佛门里有人专门刺舌血写佛经供佛，刺的也是舌下血，不是舌尖血。我自己这30年来，从来都是"返舌"的，也就是卷舌的；除了吃饭说话，其余时间我的舌头都是卷着的，连睡觉舌头都是卷着的。我的心脏病有多厉害啊，30年前，我三根主动脉有两根是打结的，只能用一根，医生都很奇怪，照片子看得清楚极了，医生说你怎么靠一根主动脉就活下来了？我说我的方法就是卷舌头，这个方法道书上叫"卷舌塞喉"，在《道藏》里面可以找到这个方法。我这个身体条件，我都能修道，都健健康康活到了90岁，走路年轻人都得跑着跟，你们比我年轻，身体条件也好，更没有问题了。我卷着舌头，就让心脏没犯事，你说"舌为心之苗"有没有道理？等我炼内丹、"采药"的时候，我能把我的舌头伸到我的小舌的位置，这儿叫"悬膺"，又叫"十二重楼"，这个时候自然"息停脉住"，入了定了。舌头就这么重要，佛家也好，道家也罢，舌头伸不到"十二重楼"，不"搭上鹊桥"，修行人就没办法止息入定。

所以我们修炼的时候，舌头要卷着。最初，你们把舌头

> 喉气和取，出息时便闭气，令外不入，内不出，是拥塞喉关（卷舌塞喉）也。
> ——《真气还原铭》

顶到上牙根这个位置，相当于拿舌尖舔上牙根，这叫上龈交。然后慢慢地，随着功夫的加深，舌头会自动往里舔。修道真对路的话，舌头都自动往里卷，而且不同的阶段，舌头卷的位置是不同的。卷舌上顶，这个在丹道里称"搭上鹊桥"。为什么叫"搭上鹊桥"呢？因为人体有任督二脉，督脉管着所有的阳经，任脉管着所有的阴经，那么人生下来以后，舌头平伸，任督二脉的连接就断了，所以修道返先天，就要搭上鹊桥，把任督二脉给联系上，所以要卷舌。

后面讲内丹"采药"的时候，也需要用这个卷舌。功夫深了以后，人的脖子和两腮这么动一下，舌头就能碰到小舌上，这个时候，修道的人全身都会产生震动，这就叫"六根震动"。"六根震动"是什么呢？是"丹田如火烧，两肾如汤煎"——两肾就好像热水烫着似的，肚子如火烧，眼睛冒金星，两耳灌风——左耳龙吟，右耳虎啸（左耳出现"吟吟"的声音，右耳出现"呼呼"的声音），脑后椎鸣——出现"咄咄"声，身体产生"轰轰"的感觉，这个就叫六根震动。

那么这个时候就很容易出现所谓的神通，神通是禅定的副产品，真入定以后，出现神通还是有可能的，所以舌头在修道当中有这么重要的功用。不修道的人，卷舌舔上颚也有很多好处啊，最大的好处就是专心。你试试看，比如你做事情，舌头卷着，你会专心，看书专心，做事专心，也能改善睡眠；很多人修行入静，说我入静不了，就因为没有卷舌。

我30年前有心绞痛，这个疼经历过的人都知道，是剧疼，从背后往前疼。怎么办？咬紧牙，噙舌头，轻轻地吸气，不超过五分钟就不疼了。

丹书上也有"六候"的说法：丹田火炽，两肾汤煎，眼吐金光，耳后生风，脑后鹫鸣，身涌鼻搐。

这六种景象即表明修道已到"产大药"的时候了。

第三部分　修道的二十六个细节

《道法会元》上说，舌头主动，象征心，卷舌、噏舌、舌抵上颚，能调肾水上升，灌溉泥丸，贯通全身关窍，象"金桥引神"、"鹊桥引情"一样，使情归性，阴复阳，益处极大。

再一个，因为我经常卷舌、噏舌，我就不爱喝水，只是勉强喝点，我平时一天咽下的口水不少于半茶杯。卷舌就有口水，这个口水在道书里就叫"长生酒"，它不但帮助消化，还能治胃病。你们别看我现在90岁了还能健步如飞，我身体条件并不好，可以说修道的基础比绝大多数人都要差。我17岁就有胃病，胃溃疡、胃下垂，因为我老卷舌，噏舌头，结果比平常人咽的口水多，因此，我的胃病就好了。现在，我想吃什么就吃什么，凉的热的都一样，吃冰块也行，吃热的也行，根本不像90岁的胃口和适应能力。唾沫里有多种酶，有蛋白酶、脂肪酶这些好东西，它们是碱性的，可以中和胃酸，可以让食物很快地在胃里消化。消化好、营养好，面色也就会好。

还有一点，舌头还可以治疗男人的早泄，一对男女做爱，做爱时女的噏紧男人的舌头，他就不会很快漏精，奥妙就在这儿。在丹道中，卷舌也是防止精气外漏的一种方法。

有时候，有的人因为有病，舌头肿了——舌肿，下身也一定肿，有些搞临床的大夫就有这个经验。舌头为心之苗，在丹道中还认为它与人体的生殖器官息息相关，所以卷舌可以防止漏精泄精，可见舌头在修行中是如此地重要。这个方法，在道家叫"卷舌塞喉"，实际上也是金丹大道三大秘诀之一。

以前我们讲过，金丹大道三大秘诀，一是"玄关一窍"，二是"抽坎添离"，三是"饮刀圭"。这个卷舌塞喉的方法，就叫"饮刀圭"，是修道三大秘诀之一。什么叫"刀圭"？圭就是过去大臣上朝见皇帝的时候手里拿的东西，这个叫圭；古代的兵器里有像这个圭的，叫刀圭，我们的舌头就像这个刀圭。但大数人看到的书上解释是，"刀圭"是两个土字，这两个土在河图洛书里面就是戊己土，戊土和己土，戊土就是"情"，"性"叫己土，我们把口水咽下去以后，就是让戊土和己土"和合"。这时候，口水的作用非常重要，它可以把情跟性和合，所以丹书里把它叫"黄婆"，就是做媒的，它起个媒介作用，令我们的情与性结合。内丹修炼，必须要用"黄婆"，我们一咽口水才能把中丹田窍的"戊土"情带下去，和下丹田窍的"己土"性结合，"黄婆"的任务在丹书里非常保密，这种方法就叫"饮刀圭"。戊己二土以黄婆为媒，才能"还精补脑"，单纯的性（性激素）或者单纯的情（向性腺激素），都没法直接用来"还精补脑"，所以要用口水来媒介一下。有些人胡说八道，说"还精补脑"就是"用精液来补脑"，这个就太离谱了。精气化为精液的话，基本上跟修道没什么关系了，还能补脑？这种说法真是不可思议。

所以口水用处非常多，平时可以治胃病、心脏病，能使人心思专一；炼丹能当媒介，带领情跟性的结合，所以我们平时舌头尽量要卷着。

那么修道的时候"饮刀圭"，怎么知道戊土和己土已经结合了呢？我们修道的时候，二土结合有特定反应，就是我们的肚子里会出现声音，"咕噜咕噜"的，这不是胃蠕动或者肠蠕动的声音，而是二土结合以后，就会产生一个个小水泡泛起似的声音，而且你耳朵能听得见，如果你听到有五六声，那你这个功就算练成了——这个在丹书里边叫"交罢"，也叫"水火既济"，完成了；你出定醒来以后，全身非常轻松，舒服极了。

> 真汞原非尘世汞，真铅不是出山铅。
> 一情一性先天药，锻炼归根了大还。
> ——《象言破疑·破疑诗》

> 咽液服气为饮刀圭。
> ——《元始天尊说得道发身经》

临目，目欲闭而不闭，欲开而不开，令幽显相关，存注审谛。
——《云笈七签》

以上，我们算是把"七支坐"嘴的要求讲完了。

除去嘴以外，还有眼。谁都知道，眼是心灵的窗口，这个眼的要求，在"七支坐"里边叫"垂帘"——垂帘就是眼皮自然耷拉着，不要闭紧。任何修行的人，眼睛都不要闭死，自然地耷拉下来，就有一线白光在眼前；如果你闭眼的话，就把心火憋在里面了，就会充血，两个眼角甚至会出血。我的眼角也是出过血的，后来才眼皮一垂，垂帘以后就好了。另外，眼睛不能因为垂帘就俯视，要正视，正视就是不要往上往下往左往右看，平视，然后要想内里，就是返视敛神。到了高级阶段，修行的人会出现一种"白玉观音相"，就是眼珠子上翻，是观顶的。修行到了高级阶段的时候，人的眼珠自动就这样了；如果能这样顶视似地返观，再意守膏肓二穴，想走就走，生死自由。生死自在了没有？不见得，"坐脱立亡即不无，先师意未梦见在。"禅宗大德这话的意思是，虽然有这个本事，但是"先师意"——了生脱死、生死自在的能耐，梦都没有梦见呢，因为这个只是功夫，而不是正果；但即使是功夫，你们想用这个办法离开人世，还差得远。

也有人好表现，急着要"白玉观音"，就把眼睛愣翻上去，这也叫"白玉观音"，有高血压的"观音"——功夫不到，勉强做血压一下就上来了，受不了了，所以修道还是要道法自然。

"七支坐"里面，眼睛一垂帘、二平视、三返观、四敛神。返观，功夫深了，自然观得长久，道书中说"久视才能长生"。返观什么意思？我们想背后、观内在，神光内敛，这就叫返观敛神，这就是得长寿的不二法门。

《金刚经五十二家解》中有一句话："自古千佛万佛无不

是顶天立地,鼻拉直,眼拉横,两眼看两眼。"大家可以来体会一下:鼻拉直,就是下巴微收,鼻子不前翘,呈一条竖的线;眼拉横,就是眼睛平视,呈一条横的线,这个就是面部"十字架"。所以你看,基督教也好、佛教也好,都有这个,有个十字架,一进教堂就有十字架,所以叫鼻拉直,眼拉横。要轻柔地展开,不能太用力。

这好懂。那么修行界多年来争论的是什么呢?就最后一句"两眼看两眼"。能看的"两眼"是一双眼睛,这个好懂;但是眼睛看的"两眼"是什么?就有人出来忽悠了,说是肚脐眼啦、腰眼啦,这不对——相当于妈妈告诉孩子说"你是从我胳肢窝里边生出来的"。诸佛的眼睛看什么眼?这一点始终是保密的。真懂密宗的人就知道,诸佛看住的这两个眼,其实就是密处的两个,是"无漏"的;诸佛内视,返观内照,就是这么两眼看两眼的。

当然,大家听了哈哈大笑,觉得这怎么可能。大家笑,不过就是觉得上面两眼尊贵,下面两眼下贱。这谁规定的?这是自然本原吗?不过就是人的观念。人的这观念哪,最靠不住,佛家叫妄念,如果没有下面这两眼排泄,哪个人活得下去?

《道德经》开篇是"道可道,非常道",老子后来又说:"上士闻道,勤而行之;中士闻道,若存若亡;下士闻道,大笑之,不笑不足以为道。"他什么意思呢?上等根器的人闻道,他就很认真地去学、去练;中等根器的人闻道,半信半疑、若存若亡,三天打鱼,两天晒网;下等根器的人闻道,一听就哈哈大笑。为什么呢?因为这个层次的人不笑的话，那就不是"道"了。庄子讲"道在屎溺"，庄子是最了解老子的，这是庄子说的。

所以人们为什么一听（下面两眼）就要"大笑之"呢？当然，佛菩萨要看下面两眼，这能不"大笑之"吗？如果不笑了，这倒不是真道了，所以老子就点明这个。不过一定有人会站出来大骂我在胡说，侮蔑佛祖，罪过！罪过！

在《庄子》里，还有这样一段记载："它日，复见，曰：'回益矣。'曰：'何谓也？'曰：'回坐忘矣。'仲尼蹴然曰：'何谓坐忘？'"这段是说，孔夫子一听他的徒弟颜回做到"坐忘"的程度了，这个不简单啊，似乎得道了啊，于是"蹴然"。古人都是跪着坐的，屁股落在脚跟上，这个时候孔子赶紧直起上半身问："何谓坐忘？"坐忘就是打坐达到了"忘我的程度"。颜回用这个词形容自己的感受，孔子是过来人，一听这个有意思啊，赶紧问；颜回就说："堕肢体，黜聪明，离形去知，同于大通，此谓坐忘。"孔子一听，真得道了啊，于是给颜回印证说："同则无好也，化则无常也，而果其贤乎！丘也请从而后也。"当老师的说：颜回啊，你"同于大通"了，天人合一了，无是非善恶的对立了，很清楚地了解造化的变化无常了，果真如此圣贤啊！颜回啊，这一回你是真得道了，我也只好跟在你的后面向你学习了。

这是庄子讲的孔子和颜回师徒俩修道的对话，庄子是得道的，老子是得道的，人家孔子和颜回也是得道的。所以，真要了解儒家，就得好好修道，因为古人是儒道不分的，真要把握儒家的"仁"悟通才行。"仁"不单是仁爱的意思，也是果仁的仁；仁是核心，人事的核心是什么，请大家悟。

问曰："道成之后，寿与天齐，何以颜子三十二岁即死乎？"

答曰："道成以后，身外有身，是云真身，又云阳神。阳神乃金刚不坏之真身。道至阳神出现，回视幻身如一堆粪土，何足恋之！圣贤暂存幻身者，不过为修真身耳。真身即成，幻身无用，不弃何为。"

——《修真辨难》

那么，颜回这个时候请教老师，事实上他已经在修"无为法"了，这个时候只能报告自己的心得，由老师来印证，没法抓着个具体的方法修了，所以孔子也只能给他印证，没办法具体教他了。真实身体力行实证修道的人，才有可能真正明白这些圣贤的真意啊，只是看看书本就能真懂？我看不是。内行就知道，看《道德经》之前最好先看《庄子》；看《论语》、《易传》之前，最好先看《孟子》。为什么呢？我们悟还不够啊，只好先从容易一点的地方下手。庄子这一段既说道也论儒，我们现在知道"坐忘"，就是我们修道的时候，要"堕肢体"，身体要松，要虚，真正炼精化气合格了，几乎没有身体的感觉。这是身体的，要放松，精神上要"黜聪明"，就是放逐那点小聪明，别在妄想里面打转，这样才能"离形去知"，而后"同于大通"，就能够跟宇宙大通合一，"同于大通"了，也就是得道了——这里的"大通"就是宇宙天地间能动的那个本体啊。

"黜聪明"，"离形去知"，讲得多精彩啊，不愧是"贤哉回也"，连老师孔圣人都很佩服。这说明，修道跟我们求学问不一样，求学问的人是"为学日益"，知道得越广博越好；而修道呢，"为道日损"，并且"损之又损，以至于无为"，这是老子《道德经》里讲的。你要"坐忘"，修道的人得舍得把自我的东西一点点丢掉；甚至修功夫，功夫的高低也看你舍掉了多少，所以"为道日损"，它跟求学问是不一样的。这个人学问大，不等于得道了，这是两码事。修道是要讲功夫的，不是嘴巴讲讲，玩虚的，所以要真正"黜聪明"。我们常常自以为聪明，黜就是黜弃，我们那点小聪明还是靠边站吧，别以为自个儿很聪明。修道的人就要去掉聪明劲，

> 坐忘者，长生之基也。故招真以炼形，形清则合于气。含道以炼气，气清则合于神。
>
> ——《道枢·坐忘篇下》

要"离形去知",把你的那些"知识",让你那些自以为是的东西靠边站,别老记着自己了不起。你懂得多,那连功夫都练不成,更不用说得道。你是大官也好,将军也好,一介平民也好,只有"离形去知",你才能修到与宇宙大地间的大道相同——"同于大通"。这是孔子给颜回印证"坐忘"。在《庄子》的《大宗师》里面,后世的儒家养气,修道修到"大宗师"的大儒,就能达到这个程度。

因为"为道日损",要"离形去知",所以修道的人要恬淡虚无,诸葛亮说:"淡泊以明志,宁静以致远。"修道的人要淡泊宁静,不要把名利看得太重,更要舍掉自我的聪明啊,功利啊。自我的执著舍弃得越多的时候,也就是修道的功夫越高的时候,"损之又损,以至之无为",那就是真正修大道了。

好,我们回过来继续讲"七支坐"。我们要学习"自古千佛万佛",要"鼻拉直",下巴这么微收,鼻子好像和肚脐有一根线,把它轻轻拉直。修道,鼻子有大用处,鼻子的鼻尖在修道的时候叫"鼻准"。这是什么意思呢?修道的时候,这是一个保险装置,鼻尖是一个保险器。为什么?因为我们一开始修道,许多人总是喜欢守上丹田,尤其是不少出家的和尚。和尚是一开始修行就练"性功",也教人家守上丹田,甚至有人胡说这是什么"上玄关"。功夫不到,一守上丹田,血压就升高;除非你是低血压,否则这么修行要头晕胸闷的,会心烦练不下去。

那么正确的修法,是先从"海底"开始,当我们功夫已经到了"精满气足"、阴窍颤动的时候,心肾相交,水火既

> 夫欲修道,先能舍事,外事都绝,无以忤心。然后安坐,内观心起,若觉一气起,即须除灭,勿令安静。虽非贪着,浮游乱想,亦尽灭除。唯灭动心,不灭照心,但凝空心,不依一法而心常住。行而久之,自然得道。
> ——《洞玄灵宝定观经》

济，会产生"先天一气"，这时候才能补脑。这时候，才需要我们改守上丹田；但守上丹田之前，先守鼻准。为什么呢？你意守鼻准，鼻梁会自动产生一线的感觉，这种感觉会自动帮助我们用意，不需要我们有意。这么修为的是什么？就是为了防止高血压，防止脑充血，这时候鼻子是一个保护装置，叫"鼻准"，也是诸佛"鼻拉直"的目的。所以现在出家的师父要注意，这个时代高血压、心脑血管方面的毛病这么多，要传法指导众生，自己一定要用心修行，见地要高明，懂得人体的道理，才好传法度生。

谈到鼻子，密宗里还有一种方法，叫做"九节佛风法"，也是通过鼻子来练呼吸。人的两只鼻孔是不一样的，男的是右边鼻孔构造精细，所以"九节佛风法"里用它来吸气；女的是左鼻孔精致，所以用左鼻吸气，右鼻吐气，这是密宗用的方法。

那么"七支坐"里，"手一支"手部的要求是什么呢？我们只知道"合十"，这是佛教显宗的手势。我们看有人合十是这样，这是不对的；要这么合十，肩松开，背圆了，正好通夹脊窍——所以你看，佛道两门的修行都是相通的。为什么？因为都是要人来修，

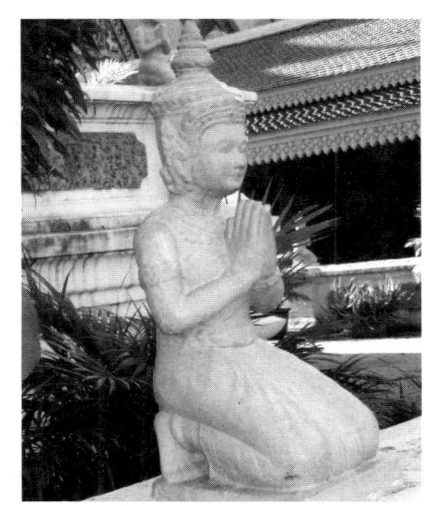

正确的合十礼

第三部分 修道的二十六个细节

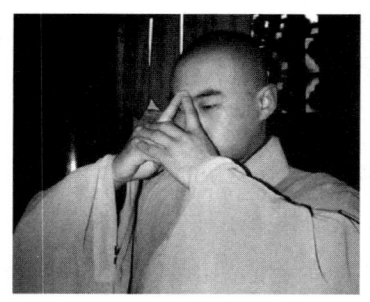

弥陀印

人体都是一样。

佛教密宗里叫"结印",这个最常用的手印,叫弥陀印,就是阿弥陀佛的手印。阿弥陀佛的手印有九品,我们练着练着就会自动变化。它最初用的手印就是这样,右手的中指对着左手的掌心,然后两大拇指形成一个圆,可以挨着,也可以分开,这个一看就知道,是弥陀印。电影里那个一休和尚,他结的就是弥陀印。第二品就是阿弥陀佛的定印了。当他入定的时候,他的手就变成一个方块样的,是这样的姿势,仍然是中指要对着掌心,然后这样。

观世音菩萨的手印有三品,一品是这样,右手在外面,形成花篮的形状,这个右指压着左指合起来,右小指再压,然后一个一个的这样形成一个花篮。这个叫"九品莲花印",右手大拇指压住左手的大拇指,形成九个瓣,下面合住,这是观世音菩萨的第二个手印。

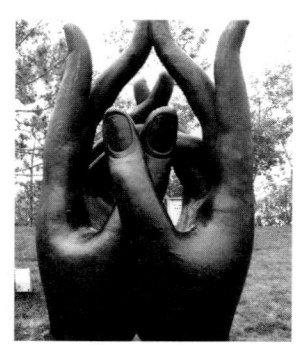

九品莲花印

密宗里不同的佛菩萨,对应不同的修行状况;而手印则相当于他们的另一个名字,所以在佛教密宗里不同的人会有不同的手印。修行人要接他们的信息,就要先选定"本尊",然后结相应的印,念相应的名号或者咒语。我们修道的人,把结手印叫"掐诀",一般掐的诀叫"太极阴阳手"。为什么要这么掐诀呢？这样一来人是虚腋的，两肩撑开；不能这么放，这么放会影响呼吸。掐好"太极阴阳手"的诀，然后放在腿上开始修炼。

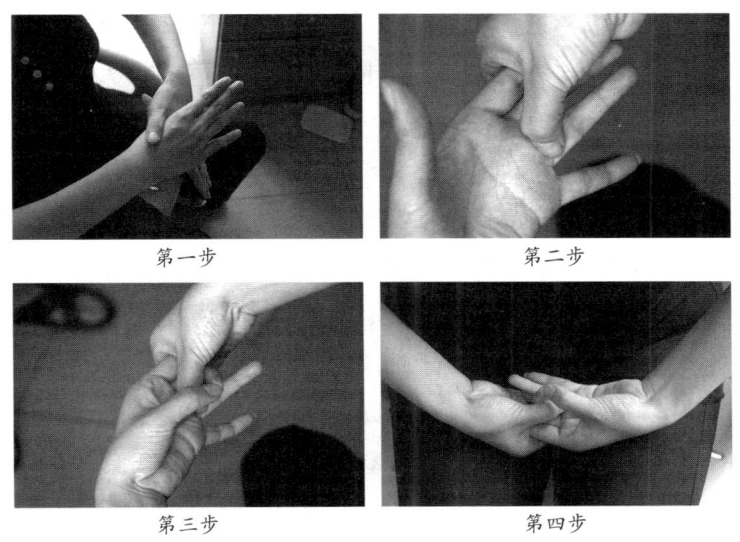

第一步　　　　　　第二步
第三步　　　　　　第四步
太极阴阳手

我们到白云观去看，那些得道的"真人"——供的真人像，比如三清——太清、上清、玉清，他们掐的诀都是"子午诀"。为什么叫"子午诀"？因为左手无名指的指根这个地方，叫子；中指尖这个是午，所以真人们用右手的食指和拇指掐住左手的子位，然后左手拇指掐右手中指尖，然后翻过来放在腿上，这个叫"子午诀"，道家真人"手一支"都是这个掐法。

"子午诀"的作用是什么呢？它的作用是"镇惊辟邪"。一旦修行人受惊，手就自动地掐紧了，这一掐紧，就能够保护我们人的中枢神经，所以这是一个保护装置。

还有一个作用，就是"制幻"，掐住这个诀幻觉不容易

左手大指（拇指），捏定（右手）中指。右手大指，进入左手内。右手在外，为阴抱阳，此名子午八卦连环诀。捏定后将手置于下丹田处。《经》云：手脚和合扣连环，四门紧闭守正中。等心气适和后，含眼光，凝耳韵，舌抵上颚，调鼻息。

——《捏子诀》

出现。我们修道的时候，美女来了，亭台楼阁来了，什么狐狸精啊都来了，掐住这个地方能镇惊辟邪，幻觉就没那么容易出现了。修道是容易受惊受邪的，比如你在修炼，风一吹，楼上的马桶掉下来了，这叫"惊功"。这时候怎么办？你就用手指头梳头，拼命地梳头，同时呼气；如果惊吓得太厉害，单靠梳头还不解决问题，这个相当于小孩子"惊风"了，怎么办呢？洗热水澡，出一身汗——打开热水，慢慢洗，出一身大汗，这个可以缓解，这是防惊。

那么修炼的时候最好就掐诀，先不用掐紧，一受惊，它会自动掐紧；另外修炼的时候，屋里最好不要有猫呀狗呀的。你一打坐，猫狗都往你身上蹿，有时候也挺吓人，所以修炼的屋里头，不要放狗、放猫。要是住平房，等你打完坐一睁眼，你就会发现，玻璃窗外，或者屋顶上，准有猫在那儿趴着——这些动物都是有灵性的，因为它们感觉到你在这儿有好东西，气场好，结果都来了，比人还有诚意。但万一猫"哇"一声大叫，也很吓人，所以"手一支"的要求就是要掐诀或者结印。

那么，肘部的要求是什么呢？首先要"沉肩坠肘"。怎么坠肘？像修行中要"两手抱球"，但不能这么抱，要坠肘，这就有气场了。抱的这个球直径最好别超过三拳，不能这么抱，这么抱气就断了，要在三拳之内才好；要松肩，做抱球的姿势，先往下沉一下。沉肩坠肘两手抱球。

你们看钳工，他拿板锉锉一块方铁的时候，他左腿弓，右腿绷，得这么锉；锻工抡大锤打铁的时候，是坠肘的，不能这样，一这样气就断了，他肯定干不了几下，就得大喘气。所以，肘要坠，肩要沉。其次，腕要提。手部的手腕是提劲儿的，这个叫"坐腕"；坐腕指要扣，指根要塌，手心要空，虎口要圆。大家看过颐和园的狮子没有？颐和园门口的铜狮子，公狮子用爪子玩一个绣球，它要一用力，这个绣球就破了，它不用力，这个绣球就滚了；母狮子按着一个小狮子，它一用力，这个小狮子就受伤了，它不用力，这个小狮子就溜了。这个就是修道中所说的坐腕——就是指尖扣，指根塌，手心空，虎口圆。这都是秘诀，这是对"手一支"的要求。

那么"脚一支"、"腿一支"的要求是什么？修道要排病气，这时候对脚的要求是这样的：首先，要脚掌内扣。脚掌这么一内扣，自然会敛臀、提气裹裆、臀胯自圆，同时会有一股气包围。所以脚要跟肩一样宽，然后脚内扣，这个很重要。脚内扣要有空的感觉，脚的中心空，人的病气才能不断地排出去。人体排病气有两个地方：一个是脚心，一个是腋窝。感觉脚入地三尺，病气就下沉了。另外，我们平常都站成八字，力量压在外侧，内侧通不过去，肾经走内侧，因而肾气不通。所以修道不能站八字，要平直站，与肩同宽；走路也不能往外撇着脚走，修道人走路要直走，别走八字，平时如看到有人走路八字脚，此人老年必孤独。

其次，是脚趾分开。这么一站，好像每一个脚趾是张开的，其实你穿着鞋怎么能完全张得开？但是感觉是张开的。站桩就这样站，最好盘坐时也一样，好像自己坐在高凳上，让膝盖与脚尖垂直，不能膝盖超过脚尖。还要想象有块白布，把你的裆都包起来了，就是我刚才讲的，提气裹裆。站的时候，微微前倾一点，提一下脚腕，脚腕就提起来了。这样久而久之，站出功夫以后，别人踢也踢不动，这就有些意思了。所坎离莫向北南求，火性飞腾水下流。
二物如能颠倒过，水升火降结丹头。
——《象言破疑·破疑诗》

以腿支的要求有四点：一、裆要圆；二、坐不实，就要想着要站起来的样子；三、脚心内扣；四、脚平吸。

站着练的时候，如果老意想下面，会拉稀，这叫"肾水太过"，就是肾水下沉了；如果站得牙疼，或者长疮上火，眼睛有问题了，这叫"心火上头"，这是意守的位置太高了，所以修道要把握平衡，平衡最难。

我们讲"七支坐"，已经讲完了眼一支、口一支、手一支、脚一支、腰一支，大家现在知道了，腰要挺直起来，任何时候腰要保持正直，身正为养生第一法。现在比较难的，就是颈与肩，颈一支、肩一支最难。

有一年，我到加拿大给人讲课，我就告诉他们"七支坐"的做法，现场有好多中国的师父也都来了。在加拿大温哥华，有很多"中国师父"，他们是靠教我们的传统文化，教功夫吃饭的。我讲"七支坐"，两个半小时连讲带示范就完了。我一出会场，他们拉我过去说：李老啊，你知道吗？我们在加拿大讲"七支坐"，要讲两年半啊！你讲了两个半小时秘诀就全抖出来了，我们还有饭吃吗？我当时非常后悔啊，所以我以后到国外，就不敢讲了——别砸了人家的饭碗啊。

还有一年，我到瑞士讲课，讲到肩一支、颈一支的时候，当时在座的全是外国人，都是西方人，他们说我们听过。我问谁给你们讲过？说是有一个澳大利亚的歌剧演员讲的。这位歌剧演员怎么修起道来了呢？原来这位歌剧演员名字叫亚历山大，1899年他32岁，有一天唱歌的时候他忽然唱不出声来了，他很痛苦，这是他的职业啊！

他唱不了了，于是回家对着镜子研究，他发现：每当他收颈、藏喉、头一顶，就唱出来了，他很惊奇。此后，他就不唱歌剧了，就用这方法给人治疑难病。他在欧洲、美洲行医达40年之久，他一般见病人讲三句话：第一句话就是你脖子要放松。比如病人来了，有一种病，尿床，亚历山大自己也尿床，三十多岁了还尿床。病人来了以后，躺着或者坐着、站着都可以，亚历山大第一句话就是，你脖子一定要放松，不能绷着。这不行，因为一绷紧了，气就不通了，所以脖子要放松。第二句话是下巴内收，头轻轻地向上顶，向前一点一点地顶，别使劲，不要让脖子僵。"脖子不能僵"这一点非常重要，脖子要松，要能够转动，头向上、向前轻轻顶，一点一点地顶，这是第二句话。第三句话是感觉你的背慢慢地长宽了，腰和头要拉直，就像是一个十字架，身长高了，背长宽了，就这么三句话。

他就用这三句话，用这套办法治好了无数疑难杂病。他的影响还不小，欧洲人很多人都知道他，知道脖子要松，下巴要内收，头要顶。为什么下巴要内收呢？为什么脖子要松？因为下巴一内收，我们脑后的玉枕窍就开了。玉枕窍是我们的上丹田窍相对的地方，在脑后叫玉枕窍，它实际上是人的延髓所在地，它平时是关着的。玉枕窍是特别窄的，所以又称之为"关"。那么开它的方法是什么？就是让它平展。我们平常人颈一紧、头一仰，脑后玉枕就关闭了；现在我们一收下巴，头轻顶，脑后就平展了，这个叫"开玉枕"。玉枕窍又叫"神窍"，它是"出神"的地方，所以在夜里，你要这么一开玉枕，有眼通的人就能看见你放光了。庙里头、教堂里头我们看佛像、神像，它们的脑后有个光圈，基督教叫"圣光"，佛教叫"觉明"。开玉枕窍要收下巴，可是你一收下巴，脖子紧了，这不行，脖子还不许紧，这就是"颈一支"的难处。

另外，我们人体有任督二脉。前面的脉就是任脉，"任"就是生孩子的"妊"的意思；督脉就是总督阳脉，任脉是总任所有阴脉，这是两条非常重要的气脉。相比较而言，督脉不好打通，任脉好打通，尤其是女人容易打通。那么通的方法是什么？就是收颌藏颔，而且脖子不能僵，轻轻地、一点一点地动，好像夹着一个乒乓球在脖子下；有这个动作以后，你就有一种似尿非尿的感觉，这就是任脉打通了。

> 人身任督二脉，为精气之源。督脉起于小腹，贯脊而上行，又络脑自脊而下。脑为髓海，命门为精海，实皆督脉司之。
>
> ——《庄子集释》

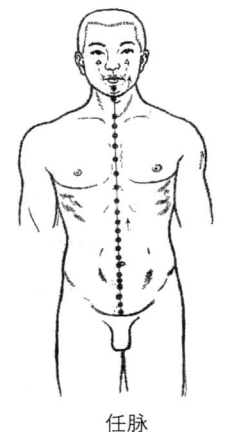
任脉

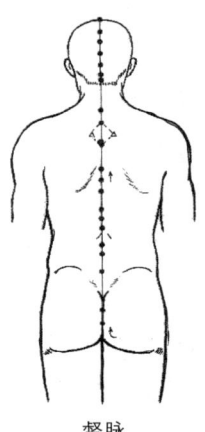
督脉

脑后这个位置叫玉枕，是最难通的关。修道的人知道，人背后有三关：尾闾、夹脊、玉枕。尾闾是最好通的，所以形容它为鹿车，跑得快；形容夹脊为羊车，比较慢，比鹿车慢一点；最难通过的就是玉枕关，就是这个地方，这里面是延髓，非常狭窄，不容易通过，于是古人就叫它"牛车"，意思是最慢、最难、最负重。《六祖坛经》里面，六祖说"常驭白牛车"，什么叫"常驭白牛车"呢？因为玉枕窍不容易通过，所以修道人在没有通过督脉，过不去的时候，就想象有一条带子绷在脑门上，拉着一辆牛车爬坡，这一爬坡，玉枕窍就通了，这就是窍门。为什么叫白牛车，黑牛车不行吗？白指的是西方庚辛金，在正统道家来看，人体的背后就叫西方，五行属金；人体正面五行属木，所以通玉枕是从后面用带子拉着牛车爬坡，所以修到这里的人，往前一感觉，往前一拉，牛车就上去了，所以叫"常驭白牛车"，这是通关通玉枕的，这也是窍门。而后修道的人就出现"神光"了，外国人叫"人体辉光"，它的奥妙是你打开了玉枕窍，所以要收颔藏颔，后脑平了，玉枕也就开通了。四面放光的感觉，很妙。

> 玉枕者，玉者贵重也，枕者枕骨也。仰卧着枕，脑后之骨要保重，甚于执玉，故名玉枕。
> ——《甲乙经》

大家都知道《西游记》，而修道的人应当读《西游原旨》，这是王重阳"全真七子"中的邱长春邱真人写的。里面讲到，观世音菩萨给了唐三藏三个紧箍咒。那么菩萨为什么给他紧箍咒呢？是怕孙悟空捣乱。孙悟空是什么？孙悟空是"心猿"，就是佛家讲的眼、耳、鼻、舌、身、意这"六识"里边的"意"，就是人的胡思乱想，所以孙悟空一个跟头就到西天了，我们一想纽约就到纽约了，一想月球就登月了。人的第六识没有修成正果的时候，就是胡思乱想。人胡思乱想的主要内容是什么呢？大部分时间不过是个"性"，性欲的性。所以"心猿"孙悟空手里拿着个金箍棒，金箍棒是什么？原先叫"定海神针"。这枚针平时藏于海底，定住"东海"，

> 《西游记》者，元初龙门教祖长春邱真君之所著也。其书阐三教一家之理，传性命双修之道，俗语常言中暗藏天机，戏谑笑谈处显露心法。古人所不敢道者，真君道之；古人所不敢泄者，真君泄之。一章一篇，皆从身体力行处写来；一辞一意，俱在真履实践中发出。其造化枢纽、修养窍妙无不详明且备，可谓拔天根而钻鬼窟，开生门户而闭死门户，实还元返本之源流，归根复命之阶梯。悟之者，在儒即可成

圣，在释即可成佛，在道即可成仙，不待走十万八千之路而三藏真经可取，不必遭八十一难之苦而一斤斗云可过，不必用降妖除怪之法而一金箍棒可毕。

——《西游原旨·刘一明序》

一旦被孙悟空拿走，那就要它大就大，要它硬就硬，要它软就软，这都什么意思啊？男人的男根，平时缩在下阴（下阴也叫"海底"啊，佛教密宗叫"海底轮"，这是海的"底"，前后联系，其实就是"东海的底"），这"神针"在东海的底定住东海，可不就是"定海神针"吗！为什么定住"东海"而不是"西海"？因为太阳东升，东方主生气，生生不已，所以此"东海"又叫"气海"，储存"生气"的海嘛，就这么简单。然后孙悟空来了，人开始胡思乱想了，一想就想到性，于是"神针"就成"如意金箍棒"了；"如意"是大小软硬变化多端，"金箍"不过就是一圈包皮箍着。那么孙悟空不用它的时候怎么办？道书《西游原旨》说是"藏在耳朵里"了，肾开窍于耳，不过就是放到肾窍里。

我们现在明白了，长春真人邱处机写的《西游原旨》其实全是写怎么修道的，但没有人给你们讲明白，你们只好当神怪小说看；即使讲明了，你们又"哈哈哈"——"下士闻道，大笑之"。学心理学的人知道，有个叫弗洛伊德的心理学家，他认为人类的潜意识、无意识总是离不开"性"，他一说就"科学"得不行了，其实我们的古人早知道人性是这样。

那么人的意识，心猿孙悟空总往"性欲"这里跑，总要玩耍金箍棒，怎么办呢？观世音菩萨通过唐僧给他戴了一个紧箍咒。这什么意思呢？就是这条箍子在头上这么一紧，人是不是有头皮一张、两眉展开的感觉？如果这条紧箍咒越来越紧，人的头皮越来越张开，就能克服修道人的胡思乱想，这个就是修道的一个秘诀，就叫"展慧中"——慧中一展，胡思乱想就停住了，这就是奥妙，这就是降伏胡思乱想的办法。修道的时候胡思乱想怎么办？不要紧，抬头皮把头皮张开，别使劲，微微的，然后眉开嘴笑，展开"慧中"，一展开慧中，你的胡思乱想就断了。

前面我们讲过收颔藏颔开玉枕窍，也就是开神窍。这个办法是开上丹田窍，也叫开意窍，也叫"展慧中"，也就是展眉开颜，一展慧中，就把上丹田窍打开了；"展慧中"，眉开了，嘴自然是笑口常开。佛像是面带慈祥的，如果佛像闭紧了嘴可就不是面带慈祥了，所以修行人嘴不能紧闭，嘴要微张——除非你在"升阳火采药"的时候，要紧闭。嘴微张，牙轻扣，舌要卷，听耳韵；耳朵叫"听耳韵"，实际上就是返听，好像在听耳内的韵律。

在长春真人邱处机写的《西游原旨》里，观世音菩萨当时送给唐三藏三个紧箍咒，不是一个，但是《西游记》为了简化它，就只剩一个紧箍咒了。那么修道的人，这三个紧箍咒的用处在哪儿？第一个是"展慧中"，第二个是"展肩膀"，第三个紧箍咒用在胯上。

所以修炼的时候，修道人的身体就形成这样一个形状，背张开来像弓，这是弦；我们平时的脊背中间有条沟，这么一戴紧箍咒，这么一合手，背是平的，夹脊窍也就开了。肩戴紧箍咒，展开夹脊窍，感觉自己的背宽了，背圆了，背张开了。修炼的时候，一颔首，玉枕接通；夹脊也要通啊，气才能通过，否则它过不去啊。

这是肩一支。实际上还有胯一支，也得戴紧箍咒，这叫"敛臀"。这是第三个紧箍咒，带胯、上敛臀、挽胯，以后我细讲的时候告诉大家怎么修。

如何打通中脉

九载功圆，则无为之性自圆，无形之神自妙。神妙则变化无穷，隐显莫测。性圆则慧照十方，灵通无破。故能分身百亿，应显十方，而其至真之体，处于至静之域，阒然而未尝有作者。此其神性形命，俱与道合真矣。

——《悟真直指详说三乘秘要》

我们再研究一下顶窍怎么开。张三丰讲过，开顶窍叫"全身轻利顶头悬"，它还有一个名字叫"虚灵顶劲"。其实做起来容易极了，就是收下巴，头轻轻往上顶，一顶以后，气沉丹田，气就下来了；气下来以后，你的手都麻，全身舒服极了，所以叫"全身轻利顶头悬"，就那么简单。太极拳里讲"虚灵顶劲"，打太极拳头要顶起来，可不能用力，不能僵硬，这么一顶，你的顶窍（阳窍）就开了。功夫高了以后，大家将来顶窍是出神的（出神就是出现身外身）。佛教叫"现法身"，道家叫出"身外身"，它是从哪儿出？从顶窍出。

那么顶窍在哪儿呢？很多人都说就是百会穴。百会穴是两耳间，耳尖向上头上中间的一点，但顶窍并不是百会穴。它是哪儿呢？它是百会穴前那一点，再往前就是囟门，就是小孩子软塌塌的囟门，顶窍在两者的中间。练功的人，他这个顶窍（阳窍、灵窍）是软的，因为它可以出灵的，摸上去是软的，只有修道开了顶窍的人才会有，是这么一个道理。

在西藏，上师会先让徒弟练功，等过一个月两个月，会摸摸你的顶，看"熟没熟"，"熟"就是"顶开了"，这里是软的了；然后上师用的方法，叫灌顶。佛教密宗里，当老师的每传一个法都要摸顶、灌顶，不过以后要开顶。为了早出功能，用开顶的方法，他们开顶，真的是拿钻头打一个小孔，然后用吉祥草（吉祥草是一种软中带硬的草），从这儿扎进去，避开左右脑（这个得有技术、有本事才行，因为不能扎在脑组织上），探到脑垂体，刺激那个垂体，然后这根草放里面十七天。弟子在黑屋子里要坐十七天，出来以后拔掉这根草以后，能开发他的眼通等神通，这就是密宗的奥妙。

那么阴窍怎么开啊？简单，"松密处"——放松你的二阴；其实你腰一直，自然就"松密处"了。

我们道家修炼，在"无为法"阶段之前，"开三丹通三关"，开上、中、下三个丹田窍，然后"打通三关"——就是通玉枕、夹脊和尾闾三个窍。到了"无为法"的高级阶段，就是开顶窍、阴窍、意窍和总窍。阴窍在肛门前口，它有很多名字，也叫虚窍，也叫会阴窍，也叫"牝门"。然后开顶窍，也叫灵窍；然后开意窍，就是通过展慧中开的两眼两眉间的窍——这三个窍开了以后，就叫"神意相会冲泥丸"。总窍在间脑那儿，相当于松果体，也叫泥丸宫，会有一种神意出现，这就叫"真气"。真气是这么出现的，一般人看武侠小说，以为任督二脉一通，然后真气就怎么怎么着，其实小说家不知道真气怎么来的。

那么在"神意相会冲泥丸"之后，得真气了，然后是"真气归中"——这里边有个"玄关一窍"的奥妙。就是开这三个窍，头一顶，一收颔，展慧中，"神意相会，真气归中"（归到中脉），这时候，你就不要管它，在无为的状态里让它

《悟真》云："竹破须半竹补宜，抱鸡当用卵为之。万般非类徒劳力，争似真铅合圣机。"真铅即先天真一之气也。观此一切，认凡药为仙药者可以悟矣！
——《象言破疑》

不识阳精及主宾，知他那个是疏亲。

房中空闭尾闾穴，误钉阎浮多少人。

缘督子曰："一点阳精，秘在形山，不在心肾，而在乎玄关一窍。"所谓阳精者，以其至阳至精，而无一毫阴浊之气也。即本来刚健中正纯粹之精，藏之则为真空，发之则为妙有，所谓秉彝之良心，又谓道心，非后天至阴至浊之精可比。夫阳精在人身中，主宰造化，却除诸邪，古人名之曰真一之精，又曰真一之气，其实皆道心阳精之一物耳。阳精者，先天地所生，为主；阴精者，后天地所生，为宾。主者与我相亲，宾者与我相疏。错认阴精为阳精，行房中御女之术，闭尾闾，勒阴精，妄想结丹，焉能成之！阳精虽是房中得之，而非房屋之房，乃是一身之房，如仙翁所谓"家家有"、"家园种"同一寓意，岂得认为房屋之房乎？

——《悟真直指》

自动运行。那么人的中脉，前有任脉，后有督脉，中脉也有九个窍，这九个窍在无为的状态里，它自己会把真气停在某个位置上，这个位置就是"玄关一窍"。

中脉上有九个窍，一般的道书上都不告诉你。这九个窍就是最上边有顶窍（灵窍），人的间脑里面有"泥丸"（总窍），泥丸下面有悬膺，下面是十二重楼，然后是绛宫，然后是黄庭，黄庭下面是炁穴，下面是玄关，最下面是阴窍，也就是海底。阴窍和炁穴之间往往是"玄关"，炁穴跟任脉的气海相对；玄关的位置是自动出现的，你不要管它，等它自己来，你就知道了。这条线，上为顶窍，下为海底，是道家的中脉，道书丹书上一般叫"冲脉"；佛教密宗里讲三脉七轮，七轮也在中脉上。

真气出现的奥妙，就是开阴窍，开顶窍，开意窍，然后"神意相会，真气归中"。有些人的真气会自动走到炁穴，也有的就停在玄关。玄关，每个修道的人位置各有不同，玄关一窍怎么找？怎么知道你的玄关一窍在哪里？几乎所有的丹书都不会告诉你玄关一窍的奥妙。

怎么找到玄关一窍呢？你要先用"定海神针"意守海底，先守肛门前口的阴窍，守在这儿，这儿肌肉就跳；跳了以后，大约三个月，这个气就往上走，到了中脉的这个位置，它就不走了。这个位置大体上离肛门半尺以上，相当于关元穴的后位，每个人不太一样，有的高有的低，这里就是玄关一窍了。它极其重要，以后采药结丹了，结胎、脱胎、沐浴、得药、炼丹全在这里。

历史上，不少人倾家荡产到处访道，询问玄关一窍在哪儿。修金丹大道的人如果不知道玄关一窍，采药以后就没法修炼了。我们要知道，人身有大的经脉二十四条，二十四条脉通了，你身体什么病都没了。这二十四条脉是，十二正经再加上奇经八脉，这就二十条了；然后是人体中间的中脉，道书上叫"冲脉"；还有左右二脉（佛教密宗里讲中脉的粗细相当于中指，两边的左右二脉的粗细相当于小指），这二脉起于左鼻孔、右鼻孔，然后跟中脉的下面会合，这个会合之地密宗称之为"生法宫"，也就是我们修道的人说的"玄关一窍"。那么这总共是二十三条。还有一条呢？密宗里边就叫"海螺脉"。

玄关一窍找到了，是最快乐的时候，也是最快意的地方——这个就是真气的奥妙，有的人练了一辈子，也没有出现真气。方法非常简便：展慧中、松密处、收颔、头轻顶，然后意气神气冲击泥丸，真气出现，然后真气归中，也就是进入中脉，这都是自动的，不要管它，这就是到了无为法阶段了。

现在我已经把修道里面三个最秘密的"诀"告诉大家了，一个叫做"玄关一窍"，包括如何找法；一个叫"饮刀圭"；还有一个"抽坎添离"，我不能在这儿讲，只能个别的人练到一定程度我来告诉你。这是修炼里最保密的三个，因为提早说了，会心生追求，必须保密，到时候我会单独告诉你。没有一本书这么明确地告诉大家，丹书上只是这么说：玄关一窍就是玄牝之门。什么叫玄牝之门呢？就是机去则隐，机至则现。什么叫机呢？又说天机不可泄漏。什么叫天机不可泄漏？天机者，肾气也，肾气就是性气，不可泄漏。这一圈

元关一窍少人知，恍惚杳冥含两仪。

顺去流归烦恼路，逆来便是圣贤基。

——《象言破疑·破疑诗》

须要不先不后，不将不迎，不可太过，不可不及，坎来则离受之，彼到而我待之，阳复以阴接之，大要不失其时，不错其机。故曰："食其时，百骸理。动其机，万化安。"食其时者，趁时而吞服先天之气也，动其机者，随机而扭转生杀之柄也。食时则后天之气化，百骸皆理，可以全形；动机则先天之气复，万化俱安，可以延年。时也，机也，难言也。要知此时即天时，此机即天机，苟非深明造化、洞达阴阳者，乌能知之。噫！八月十五玩蟾辉，正是金精壮盛时。若到一阳才起处，便宜进火莫延迟。

——《阴符经注》

下来，再聪明的人都晕了。现在的人只知道个"天机不可泄漏"了。

现在你们知道了，不要哈哈笑，也不要骂！要真正修道，修大道，不是我保密不漏天机给你们啊。

问答

学生："展慧中，就开心"，李老，这个我没有听太懂。

李老：这个是要你打开意窍的方法，就是展慧中。什么叫展慧中？比如我们高兴的时候，就眉开眼笑；如果你一天到晚眉开眼笑，就长不出烦恼纹——就是这样，如果你经常心情开朗，眉心就展开了，你的这个窍就开了，这叫展慧中，就是展开意窍的意思。为了让你更进一步理解，邱处机在《西游原旨》里形容观音菩萨给了唐三藏一个紧箍咒，唐僧于是就给孙悟空戴在头上，他一调皮呢，就念咒，这紧箍咒就会收紧，就能降伏杂念，孙悟空就不敢胡思乱想了。你想，这个紧箍咒这么一收紧，是不是眉头就不由自主地展开了？立刻把那些胡思乱想镇住了，这就是展慧中。嘴呢，你就笑，要笑口常开，你才能开心，对不对？面上要和善，你老愁眉苦脸的，你就烦恼多多，缠在里面就不容易开这个窍了，人会变得阴冷、死板、固执，一点都不可亲，还觉得自己楚楚可怜，但不是我见犹怜，而是人见人烦，这个就不好了。

展慧中，就是展开眉头。气开了，眉展了，舒心了，嘴笑了，开心了，这就是开这个意窍的秘诀。这个意窍，对我们在群体中活动，尤其重要。这个窍呢，叫出死入生——注

凡人轮回生死不停，只为有心。得山云：心生则种种法生，心灭则种种法灭。若一气不生，则脱生死。
——《水云集》

这里的心即是种种杂念妄想，若能降伏胡思乱想，则成道可期。

出生入死,生之徒(途)有三,死之徒(途)有三,人之生,动之死地亦有三。
——《道德经》

老子这段话说明人类的生命非常有限,并且时常处于危险的状态。

意,不是出生入死。人的意念,是从这里出入,也就是说发射和接受的;人的情感也是从这里发出的,人的七情六欲等,就是从这里进进出出,所以你才能"通感",很直接地感受到别人的情绪,也能让别人感受得到你的情绪。所以,我们在群体中,要进出开心的、快乐的信息,大家也欢迎你,你也就开心了;如果不是这样,不是展慧中,而是皱眉头,这个样子的自哀自怜,虽然看上去美得像林黛玉,其实是相当愚蠢,因为谁都怕这么一个提也提不起来的人,真正无可救药,也就没人理这个人了。所以为什么叫慧中,就是智慧的中庸之道,"喜怒哀乐之未发谓之中,发而皆中节谓之和"。要"中",要"和",就是要恰恰好,符合中庸之道,这才是聪明人;相反自我可怜得没完没了,不仅不美,还丑得要死,似乎智商都有问题了,没有智慧。所以古人将此精确地称为"展慧中"。

学生:老师,身体放松还有其他的诀窍吗?

李老:可以吐气放松。轻轻地缓慢地吐气,但不要长时间地吐气,吐久了会很累的;吐的时候可以有声音,也可以没声音。

还有一种方法是观想全身像蓬松的软面包,又有点像喝醉酒,又有点好像傻掉的感觉,如醉如痴——注意千万别拿劲,别弄得身上绷得紧紧的,绷着劲的身体不会放松。但也不要落入困的状态,否则就会很想睡觉;保持放松,但也要保持一颗清明的心,不要变成昏昏沉沉的,有所定,也有所觉。

好,大家试一下。身体放松,嘴巴放松,舌头不碰到牙齿,上牙床和下牙床分开,开始吸气……不要紧张,自然地吸气……不要想着吸，也不要想着呼。宁肯少呼，宁肯慢呼，不要太用力，身体松弛，呼得自然一点；呼的时候，身体可能会发胀，脚心有感觉，脚心中央的穴位好像有气串来串去，有的时候好像脚心在"嘬"气。

累了可以停一停，不呼不吸，可以张嘴放松，口水太多就整个咽下去；鼻子有病的人，会流鼻涕；有的人会打哈欠，不用理会这些情况。老年人坐不住的，可以垫个垫子靠着墙练，可以靠着直背的椅子练，但是背一定要直，不能躺着练。

学生：在打坐过程中鼻子痒，可以挠挠吗？如何守下丹田？

李老：打坐当中会出现很多种情况，比如腿疼啦，鼻子痒啦，腰痛啦……一句话，再难受都要忍！第一次坐下来，要忍，以后才能坐下来；腰要挺直，弯了马上要挺直，背痛要扛过去；流鼻涕，不能擦鼻子，擦了以后，手会痛；腿盘久了也会疼，麻胀、酸痛，一定要忍过去；身上痒、流眼泪，都不要用手去碰。

守下丹田的方法是：降阴后，手护着下丹田位置，前后、左右、上下斜着转，用心念守这一动；要慢，不要用力，孩子似的轻轻呼气，如果死死地抱住守的念头反而守不住。从背后守效果比较好；如果不从背后守，从前面守，有些人需要用几天时间来慢慢把握。守你的腹腔，小肚子里头，好像气在转，甚至于带动全身都转。

学生：老师，我们现在可以开始打坐了吗？

李老：好，现在第一步，盘腿。腿收进去，能盘到什么程度尽量盘。

第二步，两只手掐"子午诀"放在腿上，右手的食指和

所谓"降阴"，丹书中也叫"降阴符"，方法采用象坐的姿势（见P135图），张口呼气，重呼不重吸，意守脚心（血压高者）或中丹田（血压正常或低者），"呼呼呼吸"，即为降阴。

《道法会元》中将搭桥之法称为"山泽通气",讲炼丹静坐时,卷舌顶腭,慢慢调息,做到外无所入,内无所出。

大拇指掐左手的无名指,左手的大拇指掐右手的中指。

第三步,手臂轻轻放在腿根上,胳膊不要贴着胸部,贴着胸部内侧会导致呼吸困难。

第四步叫搭桥。搭桥就是舌头要卷,用力来噘舌头,牙齿要咬紧,头要直,不要低头,这样子才不会胡思乱想,才不会昏沉。咬紧牙,噘紧舌,不能张口,轻轻地吸气,别管呼——吸长,吸短,腰直,这样才能"三阴内收"。如果阳举,吸几口气就倒了,一会儿就会出汗的。噘舌头——把吃奶的劲都使出来,噘舌头能起到治病的作用。咬紧牙噘舌头,吸气,别考虑呼,同时意守丹田,把手放在大腿根部;用右手的拇指和食指掐左手无名指指根,子午诀的好处是防漏精,防止出现幻觉。

然后吸,稍微一忍,别想着呼,不能吸长,就吸短,吸两下也行,停一下,接着又吸;千万别松牙,别松舌,如果松了都要从头来,口水多了才咽。痒痒,难受,忍一忍,刚开始练打坐,是有困难的,不好受;吸,忍一忍,别考虑呼,吸……这个吸,有点像吸痰似的,可以不出声,也可以出声,自动呼气。

吸的时候,有一个全身都在收缩的感觉,你不要管它,这是自然出现的;腰要坐直,痛要忍一忍,累了也要忍一忍,会出汗。第一次难受,弯腰是气不通,气不通身体肯定痛;忍一忍。吸,停一下……吸,收一下,慢慢地就不吃力了,自然了。用力噘舌,始终不能松,这样思想才集中,才能采药。有些学员因为从来没有盘腿打过坐,就觉得难受,腰疼,背疼,腿疼,要忍一忍。人体本身能治病的,腿要尽可能盘紧,效果才好；坐直，一定要坐直，不直气就不通了，效果就差了。

别考虑痛，咬紧牙，噘紧舌头。是不是很难受啊？是难受，这儿疼，那儿疼，这儿痒，那儿痒，尽量别动，千万别拿手去抓痒，流鼻涕随它流，流眼泪随它流。咬紧牙噘紧舌头，咽吐沫的时候也不能松开；不能把嘴松开，你要松开就得从头来了。我们初炼丹不容易啊。

咬紧牙，噘紧舌，吸气，这也是采药的功夫，也是升阳的功夫，这也是升气的功夫。刚才我们降阴，降了20分钟；现在升阳，升阳应该是40分钟。慢慢地吸，如果累了，吸不动了，停一停，不吸不呼，放松；一会儿又想吸了，接着又吸，身上的气好像收缩了，人的身体好像也在缩小，全身都有麻胀感；你也可以观想后头，最好观想后头，想后腰，想脊柱，它微微在动。吸气这个过程让它养成习惯，不理它，自然就会形成条件反射。好……现在开始观想你身体好像在抽紧，你就不想呼吸了，身体好像收缩了，就已经吸了；身体一抽，你就想着后头，想肛门，从后头想肛门。

不要意守吸气，意守吸气血压就上来了，头晕。让这种呼吸方式形成条件反射，可以观想全身在抽紧——吸的时候，你全身都抽紧了，你就不至于只想口鼻了（全身包括背、肩、肚子全都缩小了，然后再松开）。想着全身都在收缩，轻轻吸，一收缩，它就吸了，不要故意去想口鼻；放松……放松的时候，有一点点抽紧。放松……抽紧……好像全身都抽紧了，这时全身都麻了，有快乐了。

肛门窍（会阴窍）性感来了，好像要尿了，有时候全身都会颤动、麻，有时候还阳举，有时候就阳倒了。全身麻，

元代陈致虚在他的《金丹大道》中说，所谓内丹之道，就是在于逆万物顺行之道，忍尽辛苦，诚信向道，专一精修，竭力使万象万念合而为三（精、气、神），三复化为二（气、神），二复归一（神），一归于道。并认为这是"夺尽天地冲和之运，阴阳化机之妙"，最终重返本源，常住永生。

名者以定情，字者缘性言，金来归性初，乃得称还丹。
——《周易参同契》

魏伯阳这句话指明了只有情来归性才是还丹。

托黄婆，媒姹女，轻轻地，默默举。
——《入药镜》

崔希范这句话说明，想要"情来归性"、"抽坎添离"，需要柔和地咽下口水这个"黄婆"，并将"情"轻轻带下去，"性"默默举，自然情性混合，大功告成。

全身缩，自然一点，不要猛，不要快，要柔和，非常好……现在大家腰要直，咽吐沫时，随着吸，咕咚一下子就咽下去，一直咽到胃里；如果咽的很多，一口咽下去，胃里面会出现咕噜咕噜的响声，不是胃发酵，是小肚子里会有响声，这个就叫坎离交，就是情与性的相交混合，这时候心理上会产生非常开心的感觉，有一种感动，有一种慈悲心，有一种爱心。温热温热的，咽下去的时候，就把这个情带下去了，当你咽口水的声音，就把这个情带下去了；情通过口水，咽下去以后，与性混合，就叫抽坎添离、离卦变乾卦。

好，全身在收缩，缩到哪儿呢？缩到丹田，缩到后背；后背再缩，咬紧牙，嘬紧舌……再抽紧，这一抽紧就自然吸气了。这个吸不是用鼻孔吸，用鼻膜、鼻根吸，好像擤痰似的，但是不要用力；放松……再吸，身体抽紧了……收缩，就吸了，这也是全身的呼吸，全身在收缩，放松。全身难受，别动，因为一动，气就散了。

好了，现在时间到了，先把舌头和牙齿打开；第二步把手打开，放在膝盖上。如果牙咬太紧打不开，你哼哼两下就打开了。把两手放在膝盖上，把腿打开，摆成"象坐"的姿势。有些学员的腿打不开，旁边的人可以一点点帮助他打开；如果很疼，可以用两个手捧着大腿，摇——向下摇，也可以这样慢慢地伸一伸，脚腕子也可以转一转。

现在不怎么疼了，脚跟挨着放。两个手扶着小肚子也可以，男的左手在下，女的右手在下，摁住肚脐眼下面，摁住气海的位置。轻轻摁住以后，轻轻地哼气，观想气回丹田，好像全身的气都回到丹田了。我们刚做的一系列动作叫"还原"，叫"引气归海"，也叫"温阳"，或叫"沐浴"。它的目的就是把散在全身的气都收回来，收回来以后，我们的精神、气力才好；如果不做还原，打坐做完了会感到累、身体疲劳。所以我们必须要做还原，想着全身的气，回到气海，鼻子用"哼"的方法，与吸的方法相反。哼气，不要费力，轻轻地用鼻子出气，用鼻子哼气——还原这套动作，短的可以做七分钟，长的十二至十五分钟都可以。"还原"过程的特点是出的汗会收进去，原来身上带着汗，都被收进去了。

用鼻子哼气的时候，舌不能碰牙，牙不能碰牙；腰要坐直，慢慢地哼气；嘴不要闭，因为一闭嘴就紧张了，身体就紧张了。用鼻子轻轻地哼气，不用力，不能想嘴巴，想着哪儿呢？想着丹田，想着哼。这样子把全身的气储存在气海，然后你做完了功，就非常有精神了，后面的四五个小时之内，非常舒服；如果不收功，不做还原，就会疲劳。

摁住肚脐眼下面，摁着气海的位置的两只手，可以轻轻地转，不转也可以，刚开始时是有意地转，到后来的手是自动转的。注意一点：男的是右手在外，左手在内；女的是右手在内，左手在外，双手重叠按着肚子，轻轻地……小螺旋转……慢慢转，这样子可以加快还原；男性应该向逆时针转，女性应该是顺时针转。现在不要求那么复杂，你搁在那儿就可以了，或者你爱怎么转，就怎么转，将来它自动会转的，可不要瞎揉一气，这不是按摩啊。对……就搁在上头，慢慢地轻轻地揉，这样就把全身的气储存在气海了。

这时候呢，如果腿还不舒服，还可以再抱着腿摇一摇。摇一摇，可以缓解腿的疼痛。然后慢慢站起来，别使劲踏地，

《西山群仙会真记·修法入道》中点明：居静正坐，闭目冥心，定息住气，手兜外肾（睾丸），搓脐下，举二足等方法，而道无所不包，无所不通，不泥于伎艺之能，治疾病之功。

这里的搓脐下的方法，即是用于"引气归海"的"沐浴"之功。搓脐下、兜外肾（睾丸）二者一起做，便是"九九还阳术"，是道家祛病健体很重要的方法。

慢慢扶着站起来……也别用手用力摁地，用手摁地手要疼的。站起来后散散步，慢慢走，看着脚散步，也可以同时搓搓脸，揉揉头，做一些辅助动作。

一定要散步，不要让腿带着疼，如果疼，下次就更疼了，散步散到腿很舒服了，不疼了才行（血压高的，看着脚散步）。在庙里，和尚都是排着队，沿着大雄宝殿散步，他们一般都要散步20分钟。咱们不需要那么长时间。但是刚坐完，不能去大小便，起码要过半小时以后才能上卫生间，因为打坐后半小时内身体在吸收精华，这时候去大小便会把精华排出去的。别喝凉水，可以吃东西，但别吹风，因为这时候毛孔都开着呢。活动到脚很舒服了、不再疼了为止；疼也治病，因为我们的关节，气不通，通则不痛，痛则不通。这个疼在开始是有一个规律的：它这个规律就是现在疼，明天也许比现在还疼，后天还疼，然后大后天就缓解下来了。疼—更疼—疼—不疼。打坐时疼也有规律的：开始不疼，到20分钟疼，然后不疼了，40分钟又疼，它们都是有规律的，像波浪一样起伏。

学生：李老，为什么我是大腿根疼，别人是脚疼？

李老：每个人不一样，有的人屁股疼，有人腿疼，有的人脚腕疼，那疼本身也是好事儿，要忍一忍。练功的时候，手不要乱动，别一会儿抓痒痒，一会儿擦眼泪，千万不要，因为你这个时候神经非常集中，你做这些动作，一会儿手就要疼了，或者发木；收功后，如果脸上发皱，头上难受，就搓手，干洗脸。今天咱们能做到这程度，这是不容易的，很多人都做不了，你们能坚持下来，很好，回去要坚持，要努力。

第四部分 呼吸的训练

要善养"浩然之气"

儒家的孟子讲养气——"吾善养吾浩然之气",其实就是讲修道。"养"是什么意思?就是去妄存真。去妄,去除胡思乱想,然后才能"其性存焉";去妄,然后才有真,这个真后来就叫"真气"。到今天,我们一共了解了修道要涉及的三种能量,古代叫"气",但并不是"空气"的气。这三种气,大不一样,我们练功、练气功什么的,只能练"卫气",它能强健身体,并不能算内力内功;练武功,练内家拳,我们发力"自丹田出",调气发力,只能调"经气"也叫荣气;只有修大道最后才能修出"真气"来。

真气不是自下丹田出,而是自气海出,"意"和"神"会合来刺激泥丸,这个时候就来真气了,叫"神意相会冲泥丸",然后修道的人才正式修冲脉(中脉),这叫"真气归中"。真气出现了,就会自动进入中脉,这时候修道的人才算进入无为法,算是"起修大道"了。这就是它的奥妙,这也就是秘诀。

一般人不了解的是,修道每一步有每一步的练法,有每一步的验证,有每一步的理论,绝对是很严格的,也很难讨巧逾越。把道家的"无为"理解成"不作为",我不知道该

老子云,得其一万事毕。所谓一者,先天真一之气,即所谓天地之精,亘藏于阴阳之宅也。何以守之?亦曰:慎内、闭外而已。
——《南华真经·副墨》

这里的"先天真一之气"即真气。

> 智者不以（地）位为事，勇者不以位为暴，仁者不以位为患，可谓无为矣。
> ——《淮南子·诠言训》

> 所谓无为者，不先物为也；所谓无为者，因物之所为。
> ——《淮南子·原道训》

> 无为者，非谓其凝滞而不动也，以其莫从己出也。
> ——《淮南子·主术训》

怎么说，我只能打个不太恰当的比喻，像是两个人辩论，水平太低的那个人必须把高的那个人的水平拉下来，低到跟他一样的程度，然后才能跟对方说几句。真正无为是得道高人所为，我们只好"无为"啊，"顺其自然"啊，自我开解一下。

现在，我们已经知道如何开两个窍——意窍上丹田和神窍玉枕了。"展慧中"开两眼两眉间的上丹田窍；收颌"全身清利顶头悬"、"驭白牛"过关开玉枕窍。然后，我们舌舐小舌头，"息停脉住"的时候，我们就返先天了，在完全"入定"的那个"虚静"里，阴极阳生，神意相会——"意气"和"神气"自动地兵合一处冲击总窍泥丸，也就是正式地开泥丸窍了。冲击后会产生一种东西，这个东西你要是有意地去感觉它，倒没有了；你不感觉它，就好像有个东西——这就是《道德经》里边讲的"道之为物，惟恍惟惚。惚兮恍兮，其中有象；恍兮惚兮，其中有物。窈兮冥兮，其中有精；其精甚真，其中有信。""其中有精"就是这个东西了，后来叫"真气"，叫"真精"，站在宇宙本体造化的功能上又叫它"先天一气"。这东西"恍恍惚惚，窈窈冥冥"，你想它，它就没了；不想它，它就出来了。它会自动地进入中脉，在中脉里走。

这就是出真气的方法和秘诀。那么修道修到出"真气"以后怎么办？要无为，要不想，一想就没有了，一动后天意念就又没有了，所以真气要"养"，要学孟子"吾善养吾浩然之气"。怎么养呢？去妄存真。那么怎么才能做到呢？打坐的时候卷舌塞喉，咬紧牙，息停脉住（入定），万念化一念，一念化无念，窍门就在这里。

呼吸的重要性

开窍我先跟大家讲到这里。那么我们修炼，不管你是佛门的、道门的、儒门的，都要掌握"止息法门"；息特指修道人的呼吸往来，我们现在还谈不上息。我们的呼吸主要跟空气里的氧气打交道，一呼一吸到达肺里，横膈膜以上而已，庄子说："真人之息以踵，众人之息以喉。"这个在佛学里叫"风"。所以我们现在也要练呼吸，以便"由风入息"，最后达到"息停脉住"真正入定。进入无为法的修炼，也就进了金丹大道的门了。

现在，我们练的时候，不要平均呼吸。什么叫平均呼吸？吸三下，吐三下；一二三吸，一二三吐，不要这样练，这样练不出功夫来。我们练的时候要练"差额呼吸"，这种"差额呼吸法"，在佛教里面就叫"安般法门"。我们现在练差额呼吸，就是呼长吸短，意念管呼不管吸；或者反过来，吸长呼短，意念管吸不管呼。这两种方法，我们现在就要学会，吸长呼短，古人修道叫做"升阳法"；呼长吸短，古人修道叫做"降阴法"，都很关键。

具体修炼的时候，开始吸三下，慢慢地吸四下，再慢慢地吸五下，但是要自然，别憋气。我们现在还谈不上"练

> 初打坐，学参禅，这个消息在玄关。秘秘绵绵调呼吸，一阿一阿鼎内煎。
> ——《张三丰太极炼丹秘诀·打坐歌》

静定之际，先行闭息之道。闭息者，夫人之一息，一息未际，而一息续之。今则一息既生，而抑后息，后息受抑，故续之缓缓焉，久而息定。抑息千万不可动心，动心则逐于息，息未止而心已动矣。

——《玉清金笥青华秘文金宝内炼丹诀》

息"，现在算是"练风"，总之就是不要像平时那样平静呼吸，要差额呼吸，古代把练习呼吸的修道人叫"练气士"，就是这个原因。差额呼吸很重要，如果我们呼三下，吸三下，基本没有什么治病的效果，就是练气功效果也不好。那么凡是阳性病，太阳病、少阳病，比如发烧、脸红，一号脉是阳性的病，就用呼长吸短的办法来修炼治病；凡是阴性病，比如少阴病、厥阴病，脸色苍白，身上怕冷，那我们就用吸长呼短的办法修炼治病。所以，我们要是有高血压病，就以呼为主；低血压，就以吸为主——修炼内丹更要注意呼吸。

现在公园里也有些人练吸呼，叫"吸吸呼"，我在地坛、天坛公园都看到有人在练。这个方法就是延长吸，然后要停。这样练，相当于做人体内部的"有氧运动"，做着做着会体内生热，而癌细胞怕热，癌细胞在特定的温度是不能存活的；而且我们知道"卫气"可以运用意念引领，卫气卫气，能护卫我们的身体，那么我们延长吸来呼吸，再意守相应的病患部位，就能让身体的某个局部温度升高。原来我曾开过一家防癌治癌的医院，前后开了七年，我当时兼任医院院长，防癌治癌就用这种方法，呼吸法门运用得当，是有效果的，比如吸吸呼呼停，然后脚跟着动。1957年有一部革命爱情电影，曾经风靡一时，叫《柳堡的故事》，这是女演员陶玉玲的成名之作，她演那个女主角二妹子，结果陶玉玲成了五六十年代我国观众的"红色恋人"。陶玉玲成名了，但后来她还年轻时就得了口腔癌和乳腺癌，她就练这个——"吸吸呼呼停"；现在，她可能七十多了吧，还在电视里介绍这个"吸吸呼"呢！她是个聪明人，实实在在修行，结果把握住了生命。

明天我们正式教"采药炼丹"。"采药"的时候，我们就是用这个，这种延长吸的方法。练呼吸，就是练习控制呼吸，呼吸要匀细深长，要练呼长吸短，或者吸短呼长。

我们修道，先这么练，练"风"；最后你能够达到"止息"的程度，这就是训练"止息"的方法。一开始练功打坐，我是一分钟呼吸两次，后来就是八九分钟一息了。所以毛主席在长江里游泳，他不是漂着的吗？他用的就是这个方法，他抢一口气，憋着，然后人就浮在水面上了。原先在昆明湖，就是颐和园里边那个湖，燕京大学有几个外国教授，能躺在水面上看报、抽烟，就是憋气、抢一口气而已——从这个方法开始，渐渐地"止息"。我们练呼吸的目的，最后是"止息"，也就是靠毛孔来呼吸，配合意念，可以达到"息停脉住"，这时候才算是真正得定了。

我们修道，必定要训练呼吸，所以先要憋气，憋气在修道里面叫"屏息"。屏息，就是你拿一根线往针眼里穿的时候，你屏住呼吸不喘气，这就叫"屏息"；但是屏息只能算"入静"，不能算"入定"，只有息停脉住，达到毛孔呼吸，才能算真正入定。

现在大家当一回"练气士"，具体修炼一下吐纳，就是呼吸的方法，佛教叫它安般法门，也就是"安那般那"；道家呢，就叫吐纳法。在我们初步修炼吐纳的时候，我们需要"正身"，就是调整姿势。正身我们之前讲过，正身要达到什么目的呢？达到不用正身了，不用调整姿势了。这样一来，你长期都堂堂正正的，姿势都是调整正确的，不讲正身了，这就到位了。说实话，正身真正到位了，你会觉

> 张三丰在他的《大道指要·道言浅近说》中指出：后天呼吸起微风，引起真人呼吸功。因此练习"屏息"、"止息"最重要的是顺应自然，任息自调，修道之人只要致虚守静即可，真息一出，凡息自停，自然"息停脉住"心静息调。

得任何椅背都是多余的,也不喜欢腿抬高、跷二郎腿了,因为气脉通了。我们开始练,就非得讲正身,讲调整姿势,因为我们身不正,管道不通,气脉不通,所以调整姿势的目的是为了让气脉通。

现在我们复习一下"七支坐",以及里边的二十六个要点。从做人的道理来讲,正身既是养生,也是做人,会养生就一定会处世。为什么?人在意诚身正的情况下,他虽然达不到"入定",但至少是"入静"了;宁静以致远,在这种心情非常平静的情况下,人是非常理智的,待人接物,决策决定,协调用人,都是在脑子清醒的情况下做出的。所以,我们入世修道有一条做人的原则,就是凡是在激动的情况下,你不要作任何决定——比如,要跟人家签协议,要投资或者不投资,去不去这个地方,一定要心平静了再定。静能生定,定能生慧,所以我们说会养生必会做人,必会处世;会处世的人必会养生,就是这个意思。

释迦佛讲法讲了四十九年,到最后,他跟他的弟子说:我老实告诉你们,我这一辈子给你们说法,其实我什么都没有说。(见《金刚经》:"若人言如来有所说法,即为谤佛,不能解我所说故。须菩提!说法者,无法可说,是名说法。")这话,当时有的弟子明白了,有的弟子不明白。他的弟子阿难,后来就问了:"你老人家讲了四十九年了,还说什么也没讲,那你走了以后怎么办呢?我们向谁去求教?"释迦佛说了一句:"以觉者为师。"就是以觉悟的人为老师。后来,我们把这个"以觉者为师"就改成了"以戒为师"了,这个很麻烦。戒怎么能为师呢?那只是规范制度,它怎么做导师?

> 于一念妄生之际,思平日心不得静者,此为梗耳,急舍之。久久纯熟。夫妄念莫大于喜怒,怒里回思则不怒,喜中知抑则平喜,种种皆然,久而自静。
> ——《玉清金笥青华秘文金宝内炼丹诀》

岂不荒谬。你不吃肉了不说谎了，那不过是准备学费去找真正的导师学习，佛教密宗叫"修资粮"，资粮够了，才能够找到真正的"觉者"为师。现在的人动不动就觉得自己持了几条戒就很了不起，一脸佛相，满嘴佛话，看谁都不顺眼，逮谁就说谁，自命清高，神经兮兮，这哪里是修佛啊，明明是胡来嘛！真正修佛，就要"去妄念空"，不要妄想，念头要空掉，如果我们能让自己的胡思乱想靠边站，让自己的心猿孙悟空靠边，我们自然就修佛了，就这么简单。

呼吸在修行里为什么这么重要？因为呼吸和我们的思维息息相关——尤其是吸气，必然要影响中枢神经；其他五根（眼睛、鼻子、耳朵、嘴巴、皮肤）都要靠大脑的思维才能分辨思量，都需要通过意根（也就是大脑）来作用，所以，意根靠边站了，其他五根也就靠边站了，就能去妄念空，其性存焉。要想去妄念，口鼻就不能呼吸，口鼻里牙、舌、鼻窦等都是大神经，一呼吸必然刺激大脑思维，妄念纷飞，所以要止息。止息的最高的状态就是灭息，罗汉能达到灭尽定、灭受想定，这个才是修佛的正果。修道的人讲究拿根鸡毛粘在鼻子上，鸡毛不动这才能叫"入定"，鼻子一喘气就入不了定，因为中枢神经活动了，后天的妄念又开始纷飞了。

这个止息，说句实话，也不过是修小道。真正的大道是什么呢？就是金丹大道，得修炼内丹。明天给大家具体讲修炼内丹的方法，其实修炼内丹和修佛太一致了。张伯端张紫阳真人是道家全真教龙门派的南五祖，他就说过：佛家的修炼方法和道家的修炼方法太一致了，越高级越一致，只不过，在初练的时候，道家讲得更细致具体，而佛家就讲得笼统一

> 气息既和，自然于上、中、下不出不入，无来无去，是为胎息，是为神息，是为真橐龠、真鼎炉，是为归根复命，是为玄牝之门、天地之根。气到此时，如花方蕊，如胎方胞，自然真气熏蒸营卫，由尾闾穿夹脊，升上泥丸。下鹊桥，过重楼，至绛宫而落于中丹田。是为河车初动。
>
> ——《张三丰大道指要·玄机直讲》

北宋张伯端，为道家内丹修炼"南派"创始人。他所著《悟真篇》与东汉魏伯阳所著《周易参同契》同为"丹经之王"，享有崇高的声誉。他在《悟真篇》中指明：道、佛、儒"虽三分，道乃归一"。他说："先以神性命脉诱其修炼，次以诸佛妙用广其神通，终以其知觉性遗其幻妄，而归于究竟空寂之本源。"主张融合三教，以明大丹妙旨，反对三家"各自专门，互相非是"，"迷设邪歧，不能混一而同归"。

些。比如，道家逐级讲炼精化气、炼气化神、炼神还虚、炼虚合道，对这四个阶段的前两个阶段讲得特别具体；而佛家就讲得很笼统，就讲暖、顶、忍、世，太笼统了。但是，到后面的高级阶段，佛家讲得更具体，而道家则讲得笼统。并不是它们不同，而是用的话语体系、修炼的方法略有区别而已。《金刚经》中说："一切贤圣皆以无为法而有差别。"所谓"东方有圣人，西方有圣人，此心同，此理同"。像佛道两家，初级阶段都是以行善为主，都是在"修资粮"。就中国的广大群众来说，真正修佛修道的，实际上是非常一致的，不谋而合的；很多不同，有的确实是印度和中国的话语体系或者思维方式的不同造成的，但另外有很多不同，不客气地说，是人为的，是后人人为加上去的，所谓"门户之见，宗派之争"，这个跟真理就没什么关系了。

所以我们不要去争论，修大道的人不跟人争，那些"我修炼的是佛家的，你修炼的是道家的，我就比你高"的说法，都是违背法教的。所谓"法法平等"，不要去争，认真修行，不要去争是非短长，时间长了，自然就能证明什么是对的、什么是不对的，这个也是修道当中涉及的做人道理。

用"六字诀"治病

呼吸的方法,不仅对我们修道很重要,就算只是求个健康的生活,也非常重要,我们的讲义里有详细的说明。现在国家体委和卫生部推行四种古代的功法,分别叫"六字诀"、"易筋经"、"八段锦"、"五禽戏";但是很可惜,现在国家推行的这四种功法,都不是修道自发出现的,而成了体操——其实这四种功法,都是古代佛道两家的修行人,炼内丹时产生的外动的功夫。所以后来他们组织了一个很大的团到法国推广,法国不欢迎,因为徒有其相而无其实。

这四种功法,跟我们的呼吸有特殊关系的,就是"六字诀";"六字诀"是陶仲景推广的,或者说是他发明的,他用六个字的发音来治疗各种不同的病症,很有效果,所以一直流传到今天。

"六字诀"里第一个"呵"字,吐气开声,是治心血管病的;如果肝经有病,肝经就是所谓肝的系统,按我们的说法,也包括人的内分泌系统这一类的病,用的是"嘘"这个字;治脾胃的病,用的是"呼",可出声,可不出声;肺经有病的,呼吸道系统有病的,用的是"嘶",用来治肺病咳嗽一类的病;肾经有病,肾虚的,用的是"吹"。人身

> 凡行气以鼻内(纳)气,以口吐气。微而引之,名曰长息。内气有一,吐气有六。内气一者吸也。吐气六者,谓吹、呼、唏(吸)、呵、嘘、嘶,皆出气也。凡人之息,一呼一吸,无有此数。欲为长息,吐气之法,时寒(对应肾水)可吹,温(对应脾土)可呼,委曲治病。吹以去热,呼以去风,唏(吸)以去烦(对应三焦),呵以下气(对应心火),嘘以散气(对应

第四部分 呼吸的训练

肝木），嘶以解极（对应肺金）。

——《云笈七签》

体里有上中下三焦，上焦是属于呼吸系统的，中焦是属于脾胃和肝系统的，下焦是属于泌尿和生殖系统的，如果三焦都有病，用的是"吸"，这个很有效。

"六字诀"对我们平常人修道很有好处，如果累，你甚至可以不出声念。有的时候，我在修炼的时候，我也用"六字诀"，刺激"总窍"里边的脑垂体，带颤音地念"呼"，可以刺激脑垂体，效果会更好一点；肺不好的念"嘶"，肾不好的念"吹"，三焦都有病的念"吸"。很简单，大家平时没事可以用这个方法，但练的时间不能长，时间过长会伤气，不要超过半小时，这个在古代很有名，供大家参考。

学习炼内丹

现在咱们具体来炼炼内丹，现在就可以实验，就可以做一做。开始练的时候，如果在床上，我们用的是"象坐"。为什么？因为直接盘腿打坐很累啊，那你就坐象坐，因为大象坐起来就是这个姿势——当然，刚开始炼内丹，我们大家也最好像南怀瑾先生说的那样，把屁股底下垫高，这样直腰就容易了。

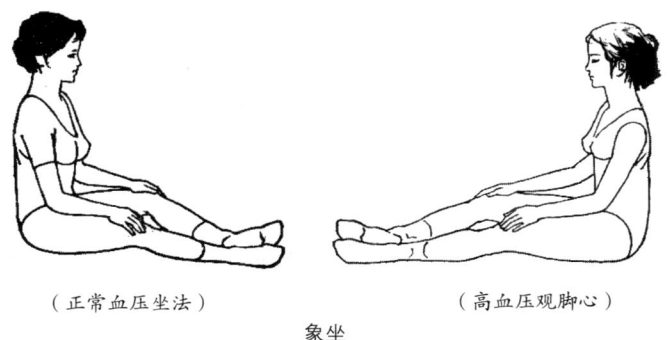

（正常血压坐法）　　　　　　（高血压观脚心）

象坐

有一年我们去欧洲、美国，他们的电脑椅跟咱们的不一样，咱们是活动的转椅，它们有一种不是，它那个椅子，前下方是夹板似的两块板，人坐上去脚不挨地，是跪靠在那两块斜板上的，然后人重心靠前挺腰直背，这种椅子好贵的，大体都是300欧元以上。

咱们现在就开始试着炼内丹，如果有皮带的，松开皮带，不要束紧腰腹。等我们具体炼内丹的时候，带松紧带的短裤最好不要穿，如果没有系带子的短裤，就把带松紧带的短裤直接脱掉；不要让腹部有任何的带子来束缚它，要宽衣解带。为什么？因为这儿有带子勒着，气不容易通。

我们现在炼丹，关键不许意想鼻口，难就难在这儿，因为炼内丹的关键是掌握呼吸法门。好，大家坐直，腰要直，吸，慢慢……慢慢肚子鼓起来，别猛，慢慢地，肚子一点点鼓起来；停一停，忍一忍，然后就放松，别管呼气，慢慢……慢慢肚皮缩回去了——这个方法叫正呼吸，也叫调息，咱们试一试。

想着小肚子，吸，慢慢腹部胀起来了，你不吸怎么胀呢？肚子慢慢胀起来了，胀起来的时候，全身都麻了；然后，慢慢让它自然地下去，腰要直，要慢，要均匀，呼吸要匀细深长，那个气好像可以渗透到五脏六腑。

吸，慢慢地肚子鼓起来了，稍停一停，忍一忍，别太猛；然后慢慢松下来，肚子就瘪进去了；想着你的下丹田窍，吸进去了，吸的时候绵绵的，憋一会儿，然后放松，腰拔直，肚子就缩进去了。

吸，肚子鼓，甚至于周围的腰都鼓起来了。一鼓起来，一直麻到脚，一直麻到全身，这样治病的效果就好；又慢慢地松下来了，不要想鼻口（想鼻口，血压就上去了），你要觉得是你的小肚子在吸气、在呼气。想后腰呼吸也可以，想你的后腰张开了，腹部慢慢地缩下来，小肚子就贴背了；忍一下，再来吸，这个忍的时间，慢慢你就越忍越长。

这个呼吸的方法，治病效果非常好，可以打通微循环，

炼丹时呼吸不离鼻口，却不能意想鼻口，这一秘诀在《坤元经》中表述如下：

"静养胎中生息（指由凡息而达到胎息），主在默运身中呼吸，不在鼻口，未离鼻口。虽有呼吸之名，实无呼吸之相。要用先天脐轮之呼吸，不用后天鼻口之呼吸。"

由此可知，由凡息到胎息，需要由鼻口而"脐轮"，所以不能意想鼻口；匀细深长的呼吸自可慢慢达到胎息的效果。

将来要渗入骨膜，就是治风湿病，治各种骨关节的病，治老年腿疼；呼吸要均匀，吸也好，呼也好，要均匀。

很好！慢，别着急；匀，均匀，柔和，匀细深长。如果我们在家，躺在床上也可以练，但别超过半小时，因为超过半小时就太累了，忍一忍，但千万不要忍得胸部发闷、头发晕，这就不对了。放松，身体放松，背部张开，好像气在背部里走，想我们的丹田、气海。

呼吸、意念一定要结合，"意气相随，心息相依"，这跟日常的呼吸是不一样的，不能想外，只能想内，也可以想后（后背、后腰）。吸，如果呼吸觉得困难、别扭，可以把胳膊张开一点，不要压着腋——因为胳膊压着腋，喘气就费劲，就好像抱球似的。让胳肢窝有一点虚空，这样呼吸就舒畅了；你要是压着它，你呼吸会难受。

对了，这样你们就呼吸舒畅了。如果躺在床上呼吸，枕头要比平时稍微高一点，以便"鼻拉脐"，好，先练到这里。

那么修道是个"顺则成人逆成仙"的过程，我们刚开始练，不说"成仙"，首先至少要突破寿命的限制，求得长寿健康，死的时候好死，痛痛快快抬脚走人，谁也不麻烦，要达到这个目的，就要气脉通。气脉真正通畅的标志就是"止息"，所以我们呼吸的频率与我们的寿命是成正比的。

你们看讲义，鸡一分钟呼吸30次，它的寿命只有12年；鸭子一分钟呼吸28次，它的寿命只有16年；那么狗呢？它一分钟呼吸24次，所以它活20年。狗很有意思，你养狗，它临死的时候不死在家里，跑出去找地方去死，很奇怪的。那么牛呢？它一分钟呼吸20次，所以它的寿命有32年；那

> 道家内丹西派，其清修丹法的总诀是"心息相依，大定真空"。近代道家学者陈撄宁先生也认为陈抟陈希夷内道之道的要旨在"守中抱一，心息相依"八个字。张三丰在其《道言浅近说》中云："凝神调息，调息凝神，八个字就是下手工夫，须一片做去，分层次而不断乃可。"西派始祖李涵虚在《道窍谈》中指出，神与息，即意与气"相随相始"贯彻修道的始终；"调息之法自调心始，凝神之法自调息始。此圣贤仙佛之梯航，吾人入德之路也。"西派高杰玄静居士徐海印（颂尧）在《天乐集》中也讲："昔以因缘，得遇汪师（体真山人汪东亭），指示心息相依法门，方知玄宗确有真传。"因此，西派丹功总诀名曰"心息相依"。心息相依，就是

将调心和调息有机地结合在一起,以心调息,以息摄心,心息相依交抱,性命自能相融矣。元代李道纯在其《中和集》中说:"气神和合生灵质,心息相依结圣胎。透得里头消息子,三关九窍一齐开。"

么大象呢?大象是每分钟呼吸 18 次,它的寿命是 60 年。一般说来,人的呼吸是 16 次,如果你每分钟呼吸 16 次,就可以活到 72 岁;换句话说你每分钟呼吸 18 次,你就只能活到 60 岁。乌龟能做到一分钟呼吸 8 次,有一种龟,它一分钟只有两次呼吸,所以它的寿命能达到 200 年,甚至 500 年。所以呼吸对人的长寿是有决定意义的,是人的寿命长的重要原因之一——当然,人的寿命还有别的影响因素,饮食、运动、情绪,有什么病,等等。我们有空的时候,就可以在家里看自己的表:你要是能做到一分钟呼吸 16 次,就会有 72 岁寿命;如果能做到 14 次,可能能达到 80 岁;你要是做到跟我一样平时呼吸 12 次,你就可以超过 80 岁。

我们修道炼内丹,呼吸要能做到一分钟两次。呼吸要越来越深,匀细深长,自然的,绵绵的,细细的;呼为绵绵,吸为细细。炼内丹我们要渐渐地做到一分钟两次或者四次呼吸,你们看庙里前面有两个护法神,叫"哼哈二将",这就是训练呼吸的法门。呼吸法门有多少种?按印度人的统计,能达到 136 种;我们中国的呼吸方法有多少?我们很难统计,我估计起码一百种。但是,我们现在只需要练三种,或者最多练六种呼吸方法就够了。这些呼吸方法跟我们平时的正常呼吸不一样。

那么一开始怎么练呢?姿势要保持好,不要弯腰驼背,要放松坐直,躺着练,站着练,盘腿练都可以。人体里有横膈膜,有盆腔膈膜,随着我们年龄的增大,两膈膜就真"隔膜"了,气就不通了,所以我们呼吸只是到这里有感觉。我们开始修炼的时候,要打通横膈膜,打通两层膈膜人体气脉才通。那么打通要用什么方法？要用腹式呼吸。所以我们前面提到，要让肚子鼓或者扁，呼吸要用到肚子，不能单单只靠胸腔；妇女多半懂得腹呼吸，除非受孕了，她只能用胸呼吸。我们开始练功，那非用腹呼吸不可。为什么？这个力量大，它能产生力量，打通横膈膜。

开始修道练呼吸的时候，我们要鼓肚子瘪肚子，这也叫调息。《道德经》中说："天地之间，其犹橐籥乎？虚而不屈，动而愈出。"所以腹式呼吸古代在书上也叫"橐籥"（风箱的意思）。意思就是说，修道人的肚子好像皮囊风箱，肚子鼓起来，皮囊进气；然后慢慢放松，皮囊出气。呼吸要匀细深长。练习腹式呼吸的时候不能意想口鼻，因为你一想口鼻血压就上升，一会儿就会头晕胸闷。要想下丹田，得想小腹，难就难在这里。

这个呼吸要越慢越好，越匀越好，越深长越好；吸的时候好像在闻花香，吐的时候好像大雁平沙落地，不用力。修道练呼吸，必须要和意念结合，叫"心息相依、意气相随"，一定要做到这一点。它跟我们日常呼吸不一样，我们日常呼吸可以同时想外面的事；修道不行，你必须想你的腹腔里头，让呼吸跟意念结合，呼吸就是息，心就是意念，心息相依就是意念跟呼吸结合。开始我们修道离不开意，将来用的是神，现在没有达到"识神退位本神出"的程度，所以只能用意，也就是"识神"。所以呼吸，也是返息，就是返观、返听、返思呼吸，慢慢就练成了。

另外一种方法，就是逆腹式呼吸（这个是我们吸气的时候肚子是扁的，吐气的时候肚子是鼓起来的）。这种方法比

> 关于腹式呼吸，《女丹十册》中说：若女功运炼，亦只用中宫内运呼吸，随着口鼻之呼吸而行，出入自由，无碍无滞，久久行之，自然息息归根，打通上下。

> 橐籥者，即往来之呼吸，古人喻之为巽风。
> ——《金丹证论·炼丹第一》

> 思虑精灵号识神，轮回种子带根尘。
> 愚迷俱把游魂弄，到底谁能见主人。
> ——《象言破疑·破疑诗》

> 古人认为，我们人类的生命，被思虑之"识神"所导游，因而本体智慧不明，轮回不已。然而不借助"识神"又无法修道、成道，这一看法，佛道两家惊人的类同。

> 心静则息自调，静久则心自定。死心以养气，息机以纯心。精、气、神内三宝，耳、目、口为外三宝。常使内三宝不逐物而游，外三宝不透中而扰。呼吸绵绵，深入丹田。使呼吸为夫妇，神气为子母。子母、夫妇聚而不离，故心不外驰，意不外想，神不外游，精不妄动，常熏蒸于四肢。
>
> ——《张三丰大道指要·道言浅近说》

正呼吸（腹式呼吸）打通横膈膜的力量还要大，我们将来采药炼内丹的时候，几乎都要用到这种呼吸方法——当然，一开始你们做逆腹式呼吸有点困难，就用腹式呼吸好了。

练过腹式呼吸以后，再练逆腹式呼吸，呼吸的力量更大。将来我们要练到什么程度呢？感觉肚子瘪得几乎贴背。所以，不管你是正呼吸还是逆腹式呼吸，都要和意念配合，都要有中心。现在这是腹式呼吸，进一步用的就叫"腰周呼吸"。什么意思？我们已经不只是肚子的鼓、瘪了，我们一吸一呼腰都胀落，力量就更大了。那么再进一步是什么呢？再进一步就是体呼吸，体呼吸也叫毛孔呼吸。到将来，我们修内丹的时候口鼻是不呼吸的，拿鸡毛粘鼻子上都不动，是用身体的毛孔呼吸的。所以古人叫"怒发冲冠"，毛发如棘、如钩，毛孔张开，毛发都是立起来的。为什么？因为一用口鼻呼吸就会影响中枢神经活动，特别是吸，中枢神经一活动，妄念就停不下来，所以用体呼吸才能"息停脉住"——入定。

平常，我们的身体都需要有点汗，像手脚要略微湿润，太干了并不好。汗流太多也不好。多了怎么办？古人就用蛤蟆粉，放在一个布袋里头，唱京戏的，一练功、一唱戏就出汗，所以他们都用蛤蟆粉扑扑，防止出汗。正常的健康人手是微微湿润的，毛孔通畅，太干了不好，太湿了也不好。

佛门里面也有呼吸方面的训练法门，他们这个念经要唱，就是"观息法门"的一种。佛门里面有一种专门的音韵学，我们的普通话平常是四声，加轻声是五声。他们不是，他们是十六声，又名"华严音韵学"，这里边就有呼吸的奥妙。比如法师告诉徒弟，说你今天念经，念《阿弥陀经》三百遍，那个和尚要像平时一样出声念，不念哑了嗓子才怪。

他们不是，庙里念经的特点是嘴不许动，舌动，就像唱歌似的；同时，他们念的时候是有回声的，念的时候呼中想吸，吸中想呼，好比说我呼，想的是我在吸，所以又是一种平衡。咱们现在不能学，学了就乱套了，但是将来你要明白，他们的功夫就是"呼中有吸，吸中有呼"，这么念，其实是唱，不累也不伤气，奥妙就在他会回声。什么叫回声？吐气的时候又回来了。咱们不是，"南无阿弥陀佛"，都是吐气的，念久了伤气。

在佛教里头，念咒念经的时候，呼吸方法是分类的——治病的、驱邪的，是大声的；敬神的、敬佛的是中声的，中等声音的，你能听得见；"南无阿弥陀佛"是增福增寿的，是小声念；消灾的是默念，不出声的，所以它们是有区别的。比如念《大悲咒》，这里面有观世音菩萨的八十四个圣名，是治病驱邪的，要大声念，专治那种神经病。

有些体力行业里的高手，甚至有一种"打呼噜"的呼吸法门，为什么要故意打呼噜呼吸呢？这个可以刺激脑垂体，快速消除疲劳。"文化大革命"的时候，我们这帮领导干部都是"黑帮"，要在大太阳下面干重体力活，铲石灰，铲煤渣，劳动一个上午，中间只给五分钟时间休息。大太阳底下晒得浑身是汗，满地灰泥，只给五分钟休息，怎么办呢？那时候我就用这招，我躲在墙角下，就练这个，叫"假打鼾"，用打呼噜的办法深呼吸一阵，五分钟休息，我就来神了，大多数人都累趴下了。

问答

> 王重阳，道家内丹北派实际的开创者，姓王名中孚，字允卿，又名德威。宋末金初咸阳人（今陕西咸阳）。七岁诵经，二十岁贯通百家诸经。及长，允文允武，尤擅弓马，曾应武举试，中甲科。后弃家修道，遇钟离权、吕洞宾二仙点化。
>
> 王重阳一生致力于道教及内丹修炼的发展，首创道教全真派，广招门徒，著名者有马丹阳、谭处端、刘处玄、丘处机、王处一、郝大通、孙不二等，世称"全真七子"，在道教史上产生了极深远的影响。

学生：李老，再给我们讲讲别的呼吸法门。

李老：好！也有呼吸法门，真是响如惊雷。比如，你沿着陇海线，离西安七十多里地有一个村子，这个地方有名，农民画画特出彩。当地有一个小亭子，当年这里曾经有一万多名道士，率领他们修丹道的人就是大名鼎鼎的王重阳。现在，只剩一个小亭子，里头有碑，碑上面写的是当年道士们练功的一种方法：他们用一块黑布，往腰间这么上下一缠，只留肚子鼓出来，炼丹的时候，他们呼吸的声音在两米以外都听得见。当年在西安，我还遇到这样练的人，两米之外，甚至再远，我都可以听到他的呼吸声，真是响如惊雷，咱们现在做不到。这种炼丹法，真是猛呼吸法门啊，这当然有秘诀，需要缠腰。这个窍门很有用，比如我们要去爬山，旅游的时候要爬山，爬山很累，怎么办？就找一条带子，这带子过去叫"腰里硬"；用这"腰里硬"缠着肚子，这么在上头一缠，然后在下头一缠，两头就堵起来，中间存着这么一口气，这时候去爬山，你不累，干重活也是一样的，所以武术家都是用"腰里硬"缠腰的。有功夫的人把肚子露出来，走起路来是飘着的，不累；而且练硬气功的人，你拿刀剁他的肚子，也没事。

这种呼吸法门适合大运动量的时候，但我们炼内丹的时候可不行，连带松紧带的短裤什么的都要把它拿下来，因为一有束缚，气就会受影响，就可能不通。

学生：最后练到可以毛发呼吸以后，是不是口和鼻子就没有用了？

李老：对，至少呼吸方面是没有用了，因为炼丹最后要做到止息。有这么个说法，古人过去练功可以夹住鼻子练习，这个我没有实验过。当然，已经学会用毛发呼吸的人，上吊找死就不容易了，吊不死的；他不靠口鼻呼吸，所以也能够入水不溺。

学生：调息还有哪些用处呢？

李老：呼吸法门还可以防治乳腺癌。一开始练的时候，就是吸吸呼停，或者吸吸停呼，慢慢地，就能吸吸吸停停呼，这个得一点点来，这个方法是防治癌症的。有一次我在菲律宾讲课，讲完了以后来了一个医生，他说你讲的怎么跟我治病的方法一样，我这一生治病都是用呼吸法门的。他写了很多书，要送给我，我说不用，这是中国老祖宗的东西，我那里都有；他说他是自己发现的，一辈子看病都用呼吸法门，这个也很了不起啊，就那么无师自通了，真是不简单。

学生：这说明调息的作用很大。

李老：当然很大了！但是第一步你得打通你的横膈膜，不然你的气脉不通。气脉通的表现就是我轻轻一吸，我的脚跟都动了，这就是庄子在他的《大宗师》中提到的："真人之息以踵，众人之息以喉。"我这个呼吸到达脚跟了，才能

> 张三丰认为：调息不难，心神一静，随息自然，我只守其自然，加以神光下照，即调息。调息为调度阴窍之息（"性"），与自己心中的气（"情"）相会于气穴（气海）中。心止于脐下叫凝神，气归于脐下叫调息。

通达全身。看看大家还有什么问题没有。

学生：调息的时候，停止呼吸的时间长了，对其他的器官没有什么坏处吧？

李老：不会，不会出毛病！但方法不当，会头晕胸闷，而不会憋出病来。所以，调息的时候，你的思维需要配合，意想下面，别想上面，想上面血压会升高，就会头晕胸闷的。

学生：李老，止息之前，是呼气之后止好，还是吸气之后止好？

李老：刚开始炼丹的时候，要求我们最好是呼完气以后，然后止息（停）。如果是要防治癌症什么的，就是吸完停，"吸吸停呼"这样来。你得慢慢来，别着急。我吸口气憋住，止息了，后来我根本就不吐气，我没有吐，但是你们不行，慢慢来。按照南怀瑾老先生的主张，你们现在先得呼气，呼出去止一阵儿，我觉得这个说法是真正对大家负责任的。为什么呢？现代的人贪心比较大，什么都想要，什么都要得，而环境污染又那么厉害，平时也不懂养生，体内积累了那么多垃圾和毒素，先不舍出去，练什么都是白搭。一上来先拼命吸，说是要把所有的好东西都吸进来，这个听上去很聪明，很占便宜，但是也不想想，体内不好的那些东西怎么办？那些东西堵在里面，恐怕外面的好东西被挡了道也进不来。

那么先练呼出去这个方法就比较好。气脉通，刚开始打通的是肌肉的脉络，慢慢打通骨膜，再慢慢打通骨髓。要善用呼吸，因为它能帮助能量渗入到骨髓——开始是渗入肌肉表皮，然后是骨膜脏器，最后是深入骨髓。一般人脸色不好看，因为脸部微循环的气血供应不足，所以会利用呼吸的人，首先会改善气色。真能够让呼吸能量渗透骨髓，那什么骨质病都会变好的——我认识一个从小得小儿麻痹的，通过呼吸方法，三年以后她能够走路了，但走得远一点，就会有点吃力了，但是毕竟她能走路了。我这辈子，通过教呼吸法门，很多人的骨质病都大有改善，有风湿性的，类风湿的，也有骨癌的，就是用呼吸，用这个呼吸来防病治病的效果是很好的。

学生：李老，我家里有个病人，是我的公公，他是前列腺癌，现在做了手术，天天吃药，刚才听你讲那个"吸吸吸停"，像他这样做了手术的练练也没有什么不好吧？

李老：当然会有一定的帮助。像你公公的情况，现在主要是要控制住，不要再扩散，练呼吸法门会有帮助。但老实说，大部分的癌症病人，都是疼死的、饿死的、吓死的，我以前兼任癌症医院的院长，当了七年，我见过的癌症病人晚期是很痛苦的，临死的时候疼得要命，打杜冷丁都不管事，活活饿死了（不想吃东西了，丧失了生存的意志），自己把自己吓死了。

所以首先要解除这个害怕的问题。大部分癌症病人觉得"我是被判死刑"了，其实癌症是可以治的，完全有治的可能性；但他本人一害怕，完全放弃了，那就是华佗再世，也成了白搭。先在思想上解除负担，然后得有人指导他练呼吸，慢慢地，通过呼吸把能量渗透进去，人的免疫系统就恢复了，然后人体自身就能够对付癌症了。

学生：呼吸法门，讲义中一共列了七种。咱们这两天讲的好像没有这么多。

李老：呼吸法门，在金丹大道中，共有一百多种，讲义中的七种，原本打算让大家都练的，但现在实在没有时间了。明天我们就讲炼内丹了，炼内丹共涉及三种呼吸方法，我们将来会学习更多的呼吸方法，现在就先学会这三种，这三种都不难。其他的，有些也很重要。呼吸法门有很多种类，但以这三种为基本，为总纲；其他一百多种，有很多是针对特定的人，比如特定的体质，特定的病痛，特定的性格等，往后大家有基础了，就会慢慢深化和掌握。

学生：李老，我的血压高，那么炼内丹的时候，是不是得先降血压，就跟"降阴符"一样操作？

李老：炼内丹以前确实要考虑到血压，我们的讲义里列了一张表，大家量量血压对照那张表，就会知道自己炼内丹需要什么样的步骤程序，这也是道门正宗丹法和社会上所谓的"练气功"不一样的地方，而且要严谨和详细得多。如果你有高血压，那就要降血压，血压降了，达到表里列的这个标准，才能正式进入炼内丹的程序；至于说降血压跟降阴符一样，这个不是这样的，方法是不一样的。降血压怎么降？待会儿我给你们几个单独说一说，你们注意几个关键就可以了。

学生：这两天我觉得有点便秘，可能跟炼丹有关系吧？

李老：炼丹，最初往往会出现便秘或者拉稀，拉稀有的时候是排毒反应。便秘是你老意想上头，气就上行，下面干结，就会便秘；得把气引下来，可引得猛了，老意想下头，你就可能拉稀。那么，人到中年，血压往往偏高，所以最好

张三丰在其《大道指要·玄机直讲》中指出：心平则神凝，气和则息调。心平，平字最妙。因此，他认为：修道者每日不可上座即"炼丹"，先须静一个时辰（两小时），待身心都安定了，气息平和，再行炼丹，则很快万念俱泯，一灵独存，此谓正念。

是意想下面，脚平吸，气才沉得下去——脚站在这儿的时候，要把它吸在地上，脚趾要有个抓地的意思，你这个气就下去了，大便就好了。

学生：李老，我们炼丹要守窍，这和守穴位到底有什么区别啊？

李老：窍跟穴位是不一样的，这个你知道吗？穴位是指人体经络的结穴处，而窍更与人体激素有关系；那么这两者各在哪里？功夫深了，可以返观，就能内视得见。现在我们功夫太差，闭起眼睛一团黑，真是"无明"，能返观的人，这个功夫就有点意思了。当然也有一些人急功好名，好显摆，动不动神叨叨的，说"开天眼"了，看见这个了那个了，基本上都是妄想幻觉；真正能返观的人，就能看到经络，就是所谓"人体隧道"。

守窍有一个方法，不是"严防死守"——它要求我们守窍呢，要若有若无、似守非守，这很难。如果你守得太执著了，会有弊病：窍位会守出一个疙瘩来，能量盘结，不是好事；但一说不要死守，大家又干脆守不住，拼命开小差，实际上又守不住，一会儿就跑了。所以现代人炼丹，我主张不用守窍，我们用呼吸法门。守窍是意想，我们现在妄念纷飞的，守不住啊，古人主张似守非守、若有若无，这更难，还是呼吸法门方便和容易一点。

学生：《黄帝内经》里面也应该有炼丹的窍吧？

李老：《黄帝内经》没有这个。《黄帝内经》是讲中医用的穴位的，而我们炼内丹是讲窍，这个窍往往与人体激素密切相关，比如：这个地方是人体的性腺所在地，这里是向性

张三丰认为：用意守窍，要在勿忘勿助。守其清静自然叫勿忘；顺其清净自然叫勿助。勿助勿忘，以默以柔，息活泼而心自在，即用钻字诀，以虚空为藏心之所，以昏默为息神之乡。三番两次，澄之又澄。忽然神息相忘，神气融会，不觉恍然阳生，如痴如醉。此可谓真消息，实乃玄关发现。

腺激素所在地，这个是延髓，这个是肾上腺……所以窍和这些地方大有关系，并且激素往往影响全身，而穴呢往往影响一条经络。

第五部分 修炼金丹大道

对"气"的理解

我们刚开始修道,练的这个"气"叫什么气呢?这个气叫卫气,中医叫浮阳气。它又叫意念气,因为我们后天的意念可以指挥它,这个是我们现在可以练的气。为什么叫卫气呢?因为它是保卫人体的;它也叫皮毛气,因为它走人体的表皮,所以可以表现在人的体表之外,科学界又叫它"身体辉光"。现在香港、台湾地区和日本、美国都能买到专照人体辉光的机器,假如你周围有点淡蓝色,慢慢地进入深蓝色了,表明你在逐渐入静了;如果是粉红色,表明你在恋爱了。这种光有多少种呢?资料里说有六十四种,想杀人的人、很生气的人都会有不同的颜色。这种气是半先天的,一部分自饮食得来,一部分靠父母遗传而来,它也是我们劳动出力的那个"力气"的来源。

这个气,我们现在可以练。这个气也叫"水谷精微",半先天的。为什么?因为它源于我们吃东西、喝水,也源于父母的遗传。这个卫气不走血管走组织液,所以会在皮肤的真皮层流通,还走肌肉,所以它是我们普通劳动花的力气的来源。卫气在体表走真皮层,在体内走肌肉,肌肉在中医里叫"腠理之间",是走肌肉的。卫气有一大特点,就是它能

"营气"循行于脉道之中，有着内而化生血液，营养五脏六腑，外而滋润皮毛筋骨作用的一种"精专"之气。关于营气的生成过程，《灵枢·营气篇》认为："营气之道，内谷为宝，谷入于胃，乃传之肺，流溢于中，布散于外，精专者行于经隧，常营无已，终而复始。"《灵枢·邪客篇》则概括营气的作用说："营气者，泌其津液，注之于脉，化以为血，以荣四末，内注五脏六腑，以应刻数焉。"

被人的意念指挥，能够"意到气到"——刚开始我们的"意"还只能是后天的思维用意，谈不上是什么"神意"，所以初步练气的这个"气"，就只是卫气。

我们修道到中级阶段，练的这个气叫"荣气"，又叫"经气"，也叫"营气"，是走经络的气，在经络里流通。荣气又叫"命气"，它存于下丹田，它是走经络的，也走血管，所以又是管我们营养的，能够润泽我们的五脏六腑。荣气一天一夜在人身的经络里大约流通行走五十二圈，不是你能用后天的意念引导和指挥的。有人说我能够给你的经络"止气"，我能给你打通经气，我能让你经络里面的气让它走哪儿就走哪儿，这个不大可能。荣气是天然在经络里流通的，因此荣气不能练，只能调，古人修道叫"调经顺气"，所以说，经气不能练，只能调。

怎么调呢？比如双手捧起对着天灵盖这么灌一下，这个就是调经顺气了。很多动态修炼的姿势只是为了调荣气的，不是练卫气的。比如说我感冒了以后，影响了我的大肠经，影响了我的肺经，那么我这两条经络上的穴位的电场一定失衡，这时候，我就打坐修炼，或者针灸按摩，这也是调整经络里荣气的流通，以求得平衡。现代医学已经可以通过测量我们经络上特定穴位的电量，来了解人体电场是否平衡，从而诊断人是否健康，所以荣气不能练，只可以调。

修道到了高级阶段，"神意相会冲泥丸"，就产生真气了。修道的"真元之气"或者"先天一气"，这个能练吗？当然不能练，你一动思维意念真气就"杳杳乎不知所踪"了。真气不能练，能调吗？也无所谓调不调，因为这个气并非指你我身体里面一圈一圈流通着的"气",而是指宇宙造化万物的那个本体的功能。这个"气"按孔子在《易经·系辞·乾卦》里的讲法,"万物资始,乃统天。云行雨施,品物流形。大明始终,六位时成,时乘六龙以御天。"能够"统天"、"御天",当然是"先天一气"了,在天之先嘛!能够"万物资始"、"品物流形"、造化万物,当然是"生生不已"的,所以孔子说:"大哉乾元。""乾"者动也,指本体造化的那个动能;"元"者,一切之始也。

既然为"元",是"先天一气",自然就是《道德经》里讲的"无名天地之始,有名万物之母"里的那个"无名"了;我们的古人很勉强说它是"一",这个"一"并不是道的本身,也就是说它不是宇宙本体本身,而是道的功能,是本体的功能,因此就"道生一,一生二,二生三,三生万物"。

修道的人真正明白并且掌握它了,那就得道了,也就明白《易经》的精神究竟是什么了,所以孔子在《易传》里又说:"《易》与天地准,故能弥纶天地之道。"这样的得道高人,自然就像庄子说的,可以"若夫乘天地之正,而御六气之辩,以游无穷者,彼且恶乎待哉!"——不用"待",不靠任何外在的条件了,潇洒地逍遥游去了。

可是麻烦在于,真气这东西不能"练",也不能"调",只能"出",只能"养",只有修道的人"息停脉住"入了真正的定,一念不起的时候,它才"神意相会冲泥丸"——"出"现了。然后如果你还在入定当中,它才会"真气归中",归的那个地方就叫"玄关一窍"。然后如果你继续入定的话,它才能够在那个"一窍"里"养"着,然后你神意用功夫

先天一气在鸿蒙,无象无形不落空。
认得生初真面目,方知我有主人公。
——《象言破疑·破疑诗》

所谓药物者，譬象也。后世学者见丹经药物之说，误认为有形有质之物，而遂采取山中草药，配合服饵，妄冀长生，或采取五金八石，煅炼丹药服饵，妄想飞升。殊不知有形之药仅能治有形之病，而不能治无形之病，若欲治无形之病，非采先天真一之气，余无他术矣！《参同》云："同类易施工兮，非种难为巧。"

——《象言破疑》

清人刘一明的这段总结，说明"非采先天真一之气，余无他术矣！"人若想要证道得道，又必须通过了解"真气"才行得通——"同类易施工，非种难为巧。"

（不是用意念啊，是神意），它才会结丹、结胎、脱胎、沐浴、出神。

不过这个才只是真正的金丹大道的入门功夫。为什么？因为还只是了解和运用那个"一"，不是那个"道"；只是本体的功能，不是本体本身。

道呢，只能悟，不能"出"，也不能"养"。老实说，道跟我们"出"的"养"的"真气"也没什么关系，这跟佛家讲"禅定并非佛法"是一个道理。道不是修炼而得的，它一直在那里，只是需要你悟到它。怎么悟呢？首先得通过禅定、通过"真气"来了解和掌握它的功能；如果连它的功用你都没有见过、体验过，那个道，你当然就"对面不识"了。

所以，仅仅是为了"出真气"，就需要我们"止息去妄"一念不生，何况那些我呀、你呀、爱呀，恨呀的东西？所以庄子说："至人无己，神人无功，圣人无名。"真得道的人表面上跟我们一个样，但他的内在跟我们不一样，他不会"自己"啊，"功劳"啊，"名利"啊，天天想这些；更不会有"真气"了，成天打打杀杀，那是小说家的事情。修大道的人不要说得道，如果真能修到"息停脉住"得定，那性情也是恬淡、平和得多。

对生命的把握

这个就扯远了，大家也基本上在听故事，暂时还靠不上边；先这么讲一讲，我们先在理论上有个系统、有个认识，再来修道就知道大体上是怎么一回事。那么修到"真气归中"了，道门里就正式炼内丹了，一步一步的，在无为法里往上走——胎息还丹、炼丹返虚、炼虚合道，这个比较笼统。佛家的就精密一些，色界四定，无色界四定，四禅八定，再往上又是练禅、熏禅、世出世间上上禅等，最后也是得道成佛。

要出真气，需要后天返先天，那么人后天的意念如何才能靠边站呢？只有它靠边站了，"识神退位元神出"，才能返先天。所谓识神，就是我们大脑的思维功能；而元神，则指我们的本能功能，比如心跳、呼吸、内分泌、消化等，这些完全是由我们的本能来支配的。不是说你的大脑想到了，然后心脏才开始心跳——那样的话，是要死人的，这个部分的管理与支配，也是一个庞大的系统工程。你想想，我们的身体那么多器官，生化活动等，那么精密的组织和活动，全部都是在自动化地进行，那么管理和支配这一庞大系统的体系，真可谓是"神"了，就是超出想象，不可思议。而"元"是指原始、开始，我们人一生下来，就有这些本能的活动了，

> 但神有元神，有识神，识神能以败道，元神能以成道。盖识神带有历劫根尘，借元神之灵而生妄，不至丧去性命而不止，修行大法，须要以元神而制识神，识神不起则邪火灭，邪为灭而真火生，真火生而和气缊缊，生机不息，大道可望。愚人不知，误认昭昭灵灵之识神以为元神者，非也。夫元神者，不神之神，灵而最真，真而最灵，昭昭灵灵之神，乃神而神者。虽灵有假，假中之灵为轮回之种子。古仙云："无量劫来生死本，痴人唤作本来人。"生死本即识神之谓也。
>
> ——《象言破疑》

问曰:"元神识神之来因如何?"

答曰:"元神乃二五之精,生于混沌鸿蒙之中,非色非空,无形无象,乃天地阴阳之气结聚而成者。即人受生之始,父精母血交合杳冥之中,有一点造化氤氲之气入乎胞胎,始而无形生形,无象生象,五官百骸,四肢五脏,不期然而然,虽父母亦莫知其所以然,胎中即具先天灵气,元神已藏于中。此元神之来因也。识神者,即后天之阴神,此神历万劫而不坏,在轮回而不息,当婴儿出胞时方入其窍,与元神相合,混而为一。此识神之来因也。"

——《修真辨难》

所以是"元",而不是后天的认识学习,得来的那个"识"。

当我们能够后天返先天、"识神退位元神出"的时候,我们便可以自主地认识并且掌握自己的本能了。你像练瑜伽的,功夫深的,可以控制自己的心跳、呼吸、体温、血压,可以控制自己的消化与内分泌系统,而且左眼往左转,右眼往右转,所以这是生命界的一次飞跃。人可以操控自己的本能,是对生命的认识与把握上升到了一个新的层面。

我们修道炼丹,肯定要在生命的本能这个层面上做功夫,那就"要健康得健康,要长寿得长寿","我命由我不由天",就是"逆练成仙"。

现在我们知道了,道家正宗,道门正脉,并不是说让我们认命顺天不作为,天让我们怎样我们就怎样。生命中有一个可以把握的绝对,我们通过返先天,就可以把握住这个绝对,那么就可以实现绝对的自主,绝对的自由,达到所谓"逍遥游"的神圣境界。

大道就这么简单,也这么神奇,可以化人体这个终归要烂掉的腐朽为神奇,这也是道家的真正秘密、真正核心!当然,道家的术数我们觉得更亲切,更实用,可我们要知道,术数并不是要你顺着你那个所谓的命运无所作为,不去发挥人在生命中的主动性和能动性,从而抱持宿命论、虚无主义,这是对真正道家的误会,这个要了解。

佛家呢,有所谓"八识"的说法。对应道家的讲法,佛家所说的"意识",就相当于"识神"了,就是大脑的思维活动,是人的意念活动,这个被佛家称做第六识。前五识是什么呢?就是眼识、耳识、鼻识、舌识、身识。第一识指眼睛的功能，识在这里当"功能"讲，眼睛的功能就叫"眼识"，不是指眼睛本身。眼睛本身，当器官来讲的时候，佛家叫"眼根"；相对于眼识这一功能，它对应的对象，佛家叫"眼尘"，又有人管它叫"色"。

其他四种，都差不多这样：耳识、鼻识、舌识、身识，这是功能；耳根、鼻根、舌根、身根，这是器官；声、香、味、触，这是功能对应的对象。

那么前五识——作为器官的眼根、耳根、鼻根、舌根、身根，发挥眼识、耳识、鼻识、舌识、身识的功能，对外界的色、声、香、味、触，去看、听、嗅、尝、受，最后这些信息要靠第六识（就是意识）来分别审量，进行分门别类，辨别区分，从而感知和思维。

但眼根、耳根、鼻根、舌根、身根，包括大脑思维的功能，叫意根的，并不是由大脑来支配和管理的，所以你不是脑袋想一下，你才看到东西，而是一睁眼就看见，这些功能是由第七识（佛家叫末那识的第七识）来进行的。

所以有人的鼻子功能还在，但是大脑受伤了，伤损到某个特定区域，这个人就嗅不着味道了，并不是这个人鼻子的功能丧失了，医生一查，还好好的，这时候，是大脑受损，无法辨别区分了，所以嗅不着了。现代有人就认为，这些感官的功能完全是由大脑支配和管理的，这个不对，不是这样的。

禅宗六祖慧能大师，他曾作过一个比喻。他说，人就是一座城池，开着五个城门，分别是眼、耳、鼻、舌、身；城里面坐了一个看城门的主管，这个主管就叫意识，就是人的第六识，总是忙着分别审量，总是分别、分析、辨别和选择，这个就是现在所讲的"理性"。

但是完全的理性、完全的理性人生是不存在的。人总是有些本能性的东西，没什么道理，就是这样，包括感性、情绪、情感，还有心理学里说的潜意识，当这些出现的时候，理性就不怎么管用了。而且真相是，人的理性往往受下意识的支配和领导，所以人这座城池里还有个管城门主管的，在这个主管之上，还坐着个皇帝——这个皇帝呢，就是第七识末那识。

这个在佛家唯识学中叫末那识，在禅宗中叫"心地"，所以它是管前六识的老板。那么我们炼丹呢，首先要返先天，所以要闭目塞听，让前六识的功能暂时关闭，认识一下这个老板。认识这个老板，然后把握这个老板，这个时候，我们的生命活动啊，情绪情感啊，下意识活动等，我们都会有个认识和把握，而不是完全听凭摆布，摆脱一般人所谓的"造化之傀儡"的命运，实现"我命由我不由天"，"同与造化"的成道境界，达到生命界的最高存在和最高成就。

南怀瑾老先生就说过，人其实就是个被设定程序的机器人，还以为他自己很自主——佛家叫这个为"轮回"。

这个认识和把握，是离不开我们这个城池里的这块地面的，这个心地呢，六祖慧能叫"心性"，它就像大地，是所有一切的基础，一切无不从它起，一切最后都归于它；这个心地，在佛家唯识学里，就叫第八识，阿赖耶识。我们所有的一切，都会记录和保存在这个第八识里，人死了，什么都没带,就带着这些记录。所以如果我们不能认识和把握这个第八识,生命就太无奈了,太痛苦了,完全不由自主地到处流转,无法把握自己,这个太可怕了。所以,自古以来,就有高人苦苦追求、把握它的方法,能够成功的,道门里叫"成道",佛门里叫"成佛",儒家叫"成圣"。

那么方法呢,就是"无不心地用功夫"。从后天的六识返回到第七识,"识神退位元神出",这个元神,在佛家就是这个心地。它管什么呢?比如说你感觉冷了、热了,你长指甲了、长头发了,你血压高了、低了,这都是有一个电子计算机,在给你支配和管理的,不是你的大脑在支配的。这个是第七识,要进入这个心地里面,达到"无不心地用功夫",就需要让意识活动这个干扰源、噪声源关闭,所以各家都有打坐、禅定等相似的办法,目的无非是进入它、认识它、把握它。

等这一步成功了,停下来不前进,只是"用功夫"的,佛祖当年就叫"外道",道家正宗就叫"旁门左道"。所以我们要知道真正的"外道"是很不简单的,戒守得比佛门更多,非常注意练功夫。

六祖说得很清楚:"无不心地用功夫。"不管你什么门什么宗,不修功夫就不用妄谈成佛成道的,连功夫都是在心地下的,不是在大脑和嘴巴上下的。所以不能"后天返先天",不能"识神退位元神出",都是口头禅。

那么继续前进的,就会有朝一日明见这个第八识阿赖耶识,亲身体认到这个"心性",即所谓"见性成佛",这个才是"成佛得道"的正途。

今天，我们参考和比较了佛、道两门修行的方法，就是为了说清楚为什么返先天这么重要；结合前面我们讲过的具体练法，大家现在应该对真实成道的方法有个系统的认识了。

金丹大道的基础

说一千道一万，不如具体练一回，我们今天下午回到金丹大道的具体修行上来。我们大家都没有基础，而丹道的入门功夫就是"百日筑基"，就是男的要"马阴藏相"，女的要"斩赤龙"断月经。

有人问了，我万一练成"马阴藏相"，可以"交而不泄不排精"了，那我想要孩子，我该怎么办呢？我想继续排精，可以做到吗？要恢复排精，其实是很容易的，因为这个排精不排精，关键是看你"安炉生热"了没有。如果你生热了，就是你屁股底下热，精囊里头就不生产精子。睾丸怕热，一热它就会垂下来，以利生产（生产精子）。这个意思明白了没有？所以不会因为有人练得"马阴藏相"了，就一辈子不能生孩子了，不是；妇女也是，妇女把月经斩断以后，她如果还想来月经，一样会来，不会是一辈子不来月经的。

所以，"马阴藏相"是靠不断的练功来保持的，如果不练功，就恢复了本来的功能，自然就会排精，就能有孩子；如果每天都练功，每天都让睾丸发热，它自然就不产精排精了。如果是你一个月两个月三个月长期不练功，它又垂下来凉了，就能产精排精了。

近代陈撄宁先生指出："女子修行与男子有别。男子阳从下泄，女子阳从上升。男子体刚，女子体柔。男子当保守丹田之阳精，不使外溢，积之既久，用身体中真火锻炼，则精化为气，气化为神，神化为虚，而道成矣。女子乃阴体，须用乳房灵脂，交化气质，久久运炼，自然赤返为白，血化为气。血既化为气，仍用火符进退，亦能气返纯阳，了道归真。故女子初功，先炼形质，后炼本元。不似男子之功，先炼本元，后炼形质也。"而真正要"筑基成功"，则男人必须"马阴藏相"，女人"斩赤龙"。男人"马阴藏相"后功行日久，更上层楼自然可以做到滴点不漏，精满而不欲，永不起阳，这才算丹基成。这叫做握固即不漏。握固后，一方面，精门长死了；另一方面，会阴温度高，精一到此就化为气，所以说，"精满不思淫"，而可达到"见景不欲"、"见景不泄"的境界。

《泥丸李祖师女宗双修宝筏》中说，女子修道，"必先息心，心息定而神清，心斯凉矣。"然后按摩乳房，觉得有暖气烘烤双关（"膏肓"二处），"得有烟焰，势逼透关。满关泥液，分沛乳溪，一如泉涌。"一会儿便可以真意导入气海，寂而守之。

但金丹大道的基础是"马阴藏相"，练不成"马阴藏相"，谈不上健康长寿；练不到返先天，出不来"先天一气"，就谈不上开智。为什么呢？精气和性气结合产生的先天一气，才能补脑，然后才能脑子特别聪明，记忆力特别强。精气和性气不能直接补脑，补不了的。

"马阴藏相"以后就叫"闭关锁阳"，有的丹书上用"握固"两个字形容它。握固是什么意思？我们快到性高潮的时候，将要排精的时候，把手搁在这里攥紧了，咬牙，这个时候不射精，这就叫握固。达到了"马阴藏相"，才能叫"筑基"，这就是说你才打了基础。

女性修道练的是"斩赤龙"。女性乳房的乳头后面有两个窍，这两个窍就叫"膏肓"，左边是膏，右边是肓，也有丹书叫乳根穴的；这里分泌一种液体，叫"泥液"。这个泥液可以保护心脏，每个女人都有这个，从后面乳根穴里分泌出保护心脏的泥液；泥液在男女性生活的时候，就会往下排，排的时候就会通畅，并且保护心脏。如果它长时间不排，就堵塞住脉道了，这个女人就会老是病歪歪的。但是非常可惜，自宋以后，我们的文化出了问题，直到现在我们多数的中国妇女不懂这个。

性生活品质不好，或者长时间没有，不排液，女人就会心里烦躁，因为堵塞了气脉。正常的性生活，应该是男排精，女排液。但男人跟女人不同，男性高潮来得快，走得也快；女性是来得慢，走得也慢，所以没等女性达到性高潮排液，男人已经呼呼大睡了，这女的心里烦透了，久而久之，女性就会得病。

所以古代房中术的主要目的就是，要男女同时排，达到双赢。我们炼内丹，又要求男女都不能排。那么要采取一种什么方法呢？就要守乳根，守胸中的这条线。过去叫守膻中，那么她守的位置，应该是这儿，可是书上胡说八道，告诉你守这儿，结果守了半年、一年，她什么也没觉得——因为她守的是膻中穴，我们说要守膻中窍，这是两码事。

男性要做到"马阴藏相"。过去讲百日筑基，是一百天就可以做到的；但是现在是不可能的，他没法专心练，得上班啊，得工作，所以有的人两年，有的人三年才能做到"马阴藏相"。可是妇女比男的快，妇女做到"斩赤龙"，几乎一半时间就够了，比如说男的要三年，女的要一年半；男的要一年，女的要半年；男的三个月，女的一个半月就行了。那么女性怎么练呢？女同志练的时候，用两个指缝夹着乳头慢慢地揉，每揉一下，就呼一下，一次最多夹三百六十下，每呼吸一下，夹一下，一会儿就来快意了；有的人来得很快，有的人来得慢——这就是斩赤龙的方法。想哪儿呢？想乳沟，想这块。即使你不炼丹，平时也要揉。为什么呢？因为女性常常揉乳房的话，就可以抑制和防止乳腺癌。

女性平时阴道潮湿，甚至流水，这个不是她的液，它只是一种润滑液，丹道家管这种水叫做"初潮水"。初潮水如果流下来，就算已经漏了；如果不流下来，可以湿润内部环境。所以女性的阴道应该老是湿润的。

女性往往在月经将要来的时候（比如说前三天），这个时候她就腰酸腿软，甚至肚子疼，不思饮食，这是月经将要来之前的信号，这个信号，就叫"月信"，这个时候女性要

把意念集中注在乳溪（膻中窍）部位，同时用手在乳溪部位作旋转性按摩。按摩的次数不加规定，以自我感觉到乳溪气机洋溢为度。之又用两手分别旋转按摩左右乳房，一直按摩到气机洋溢，纲缊围绕，一股暖气直透双关心前脊后，把满关泥液烘得释然融化，涌满乳溪。随即又用真意引导泥液，入于南洋（乳溪入里1.3寸处），加以意守。意守的时间，控制在36次呼吸左右。意守放松之后，自感南洋泥液油然下降，分注两腰，并且左右盘旋。

这种注溪摩房，周天升降功法带来的个中滋味，以及接下来的"内顾"境界，李泥丸描述为："此中滋味甘香，气神充和，三田一贯。已而玄况四塞，急须内顾，顺将万缘放下，旋觉身虚若谷，大地亦无，隐隐凉气袭人，纲缊四塞。忽复雾散云收，下现性海，碧波澄如。我总一念不动，忘境忘情。忽现金光万道，细雨如珠，随光下注，左旋右转，化成皓月，浮沉晶海，蘧然如梦醒。"

《采金歌》曰："三十时辰二日半，采取只在一时辰。"此指月经后二日半为采取之时机。女性练功自采亦在此时，如《道藏辑要·女丹合编》中《女功练已还丹图说》于女功自采其气谓"凡女功所重者，气机也。但其中有壬癸之分，如壬水初来癸未来，此即信到也。信到彼自知之，或头昏或腰疼，信至而潮犹未至，此正宜回光返照，默守乳房血海，用采取之法，以补脑筑基，则所采者壬水，非癸水也。如癸水一到，自应停功，必至三十时辰两日半，癸尽之时仍用采取之法。"又《古本周易参同契集注》："吕祖《三字诀》云：滓质物，自继绍。二者余，方绝妙。滓质物，言癸水初降；二者余，谓癸尽铅生"。又《采金歌》云："三十时辰两日半，采取只在一时辰。临炉火候直吐心传矣。"原文小注："癸水初净，又有淡黄涓滴，过此便当急休，所谓二者余，此与白虎首经二点初净者异。"

所谓"先天之精"，这是一种与生俱来，禀受于先天的生命起源物质。《灵枢·本神篇》说："故生之来，

加紧练功。斩赤龙的关键时刻正是这三天，就是月经未来之前、月信来的时候；随后，女性的月经出现了，这几天不能练功，因为你一练功以后，血就会更多；等到月经将尽，这个时候血已经淡了，黄了，快停了，这个时候又重新练功。月经来的时候不要练，练了伤身体，这个要说清楚。

过了更年期的人，要想让月经来，也是这个方法，揉乳房三百六十下，一会儿快意就来了，然后呢，月经慢慢会恢复。女性年老以后，她的阴道非常干，而且完全张开，只要她做这个揉乳房，就会重新封闭起来，还会总是湿润的，但不流，这个时候，她就会健康长寿。

那么男同志怎么办呢？女同志可以揉乳房，男同志就要搓睾丸，因为老年以后，你的睾丸越来越小。男性阳举，是阴茎里的海绵体里充血了，这个血来自哪儿呢？来自两肾。所以他要是性生活过分了，就会腰酸腰懒，甚至于腰疼，因为两肾供血太多了。你看一个十七八岁的年轻人，脸上发黑，脚发飘，他一定是手淫过度——这都很可惜，因为人的精血精华不能轻易给排出去，要利用它长生长寿。

现在有人说，阴茎里的血怎么会是两肾流过来的，明明是静脉血管流过来的嘛，所以就诋毁古人不懂科学，这个就叫"学问不精，妄加断言。"

这一点，在各宗教里都有精确的观察和体悟，这里就不详说了。

再说一下，道门正宗里的金丹大道，所要炼的"精"，并不是男女做爱或者手淫后强忍着不排的那种"精"，这种精叫"浊精"，是不能用的；当时不排，不过是改道进

了膀胱，早晚还得排出来。而且这种忍精不排，自以为金枪不倒，自夸其能，不过是增加了前列腺的负担，并且让血液里混进去一大堆没用的垃圾，实在也不是什么好事。所以，内丹要用的"精"，是无欲而举，单纯的性感产生的精，才是真正金丹大道要用的原材料，才叫"外药"、"内药"、"大药"，这种精不能排，反而应该吸收进我们的身体里，变成长生药、不死丹。

我们前面讲过，不排精，就需要盘腿。盘腿种类很多，现在很多人盘不了，盘腿的关键不在腿，关键在腰——所以要伸直脊柱，逐渐逐渐你气通了，盘腿就很容易了。盘腿防漏，可以通关斩窍，达到气通、气脉通达的效果。

盘腿让你身体的养分、你的精华，不外泄，就像葡萄的藤，都是卷起来埋在土里，到了冬天要截，让它短一点。怕什么呢？怕养分外散，所以我们人也一样，要盘起来。

谓之精。"修道之人所炼之精是先于后天之精，并不是通常意义上的"精液"，学者不可不察。另，唐代大医学孙思邈在其《千金要方》中对"以不射精为要务"的片面观点，指出"不可抑忍，久而不泄，至生痈疽"。

情性结合才成丹

现在，我们感觉气血鼓荡，这才能推动气血在周身运化。再来，已经有一点要射精的感觉（这时候有射精的感觉，还没有达到非射不可）；这个时候已经有汗了，但是这个汗还不是太多。这时候我们仍然想会阴窍，跟刚才一样，想会阴窍。现在，有些想射的感觉，丹法里管这个阶段叫"调药"。调药是什么？是使我们这种性感更加兴奋，更有射精的感觉。接下来怎么办？用一个秘诀，叫做"吸提撮闭"，这就是金丹大道里"采药"的秘诀。

采的这个药有三种，一种叫外药。外药是什么呢？我们前头不是讲，全身要有气感，这种气感就叫外药。有了气感再加上性感，这个是第二种，叫内药。单有性感不行，不能叫内药，所以性感必须和气感结合，这个叫内药，但仍属小药，还不是最大的兴奋，所以不是大药。特别兴奋的时候，将要射精了，怎么办呢？要用这个"升阳法"，配合呼吸，然后"吸提撮闭"，采到的这个药是第三种，才算是大药。

采药的秘诀中，"吸提撮闭"是金丹大道里最重要的部分。怎么做呢？就是舌头要撮紧，牙齿要用力咬，别害怕，有多大劲，就咬多大劲，然后只考虑吸，别考虑呼。这个时间有

所谓"升阳法"，丹书中也叫"升阳火"，其法采用盘坐，紧咬牙齿，卷舌塞喉，意想会阴窍（肛门前口），吸吸呼，呼吸重点在吸气，此即"升阳"。

多长呢？这个时间，如果你降阴是20分钟，这个就得40分钟；你降阴是半小时，这就得一小时。这时候不能松牙，不能松舌，为什么呢？你一松就漏了。所以一定是咬紧牙，嘬紧舌头，往里吸，这个舌头已经不是舌舔上颚了，是舔软颚了。

呼吸要只管吸，不考虑呼。这个时候，有的人两三口气，就阳倒了；但是有的人不是，他更兴奋了，但是五六口气、十来口气的时候，就好了，迟早要阳倒的，这是"吸"。那么"提"是什么呢？你腰一挺，三阴提起，就是三阴都闭了，肛门也闭了，阴茎也闭了，会阴提起。"嘬"是什么呢？嘬紧舌头。你越嘬紧舌头，思想越集中，越能控制，嘬舌头可以防止射精，防漏。"闭"是什么呢？是五门紧闭——特别是呼吸紧闭，不喘气，比如说我吸完一口气，要忍，要闭气；眼睛也闭，鼻子也闭，口也闭，五门紧闭。所以这就叫"吸提嘬闭"。

慢慢的，你会阴窍就会发热、发烫，丹田就会热，两肾就发烫，所以修丹道的时候，要用被子捂住一点，保持温度，效果会更好。炼内丹，要降阴符，一直呼一直呼，这样一来就会产生"抽扁血管"的现象（这个时候血管抽扁了，人体就"欠氧债"了）；随后，再来一个"升阳法"，比如你吸了十下……停……憋气……自动呼……然后吸，接着停。

在升阳的过程中，卷紧舌头，你口里就会有大量的口水出来，嘴里存满的时候，不能松开牙齿，咽口水的时候不能松齿。升阳法要求始终卷紧舌头，咬紧牙，那么到将来，你的舌头比同龄人长，因为我们老了以后，我们的舌头越来越短，味觉渐渐退化，吃东西不香；而我们修道炼丹的人不是，我们老了以后吃什么都香。

西晋魏夫人所传《黄庭内景经》中将口中津液称为"玄泉"。她说："玄泉幽阙高崔巍。"

升阳憋气，不喘气，这时是闭息的。闭息几秒钟，或者一两分钟，我的师父最长的时候，能够闭息九分钟，我能闭三分钟不呼吸。然后接着又吸，这个时候就会出汗，就有了口水。怎么办呢？有口水就咕嘟嘴，像吞一个枣子似的，咽下去，这一咽，就把我们的"情"带下去了。

这个时候，照道书上的说法，我们下面是"坎水"，上面是"离火"；也有丹书形容下面是"虎"，上面是"龙"；还有个说法，是说下面是"坎男"，上面是"姹女"——坎男与姹女相交，不能只是性，还必须要有情，这个情，就是人类的情意。

六祖慧能，有个水平很高的弟子叫怀让，怀让有一个徒弟叫龙牙禅师，他说"人情浓厚道情微"，人情是很浓厚的，爱啊恨啊，要死要活的；修道之人呢，他这个情感好像是见了女人都要躲开的。但接下来，龙牙禅师说：

人情浓厚道情微，道用人情世岂知！
人情不为道所用，人情能留几多时？

或有问于潜虚子曰：丹经之言先天一气，必于同类求之，为说者何？

曰：予闻之师：金丹之道，必资阴阳相合而成。阴阳者，一男一女也……故夫男女阴阳之道，顺之而生人，逆之而成丹，其理一焉者也。

——《金丹就正篇》

"道用人情世岂知"，修道炼丹就要用这个人情啊。所以真正金丹大道，不是只用性，用到性荷尔蒙，用到精，而且还得用情，真正是情与性的结合。

现在，我们真正知道所谓"双修"是什么了，毋庸讳言，道门里有双修派；佛家也有，密宗把这个部分叫"无上瑜伽"。这个部分很难很难，绝对不是普通修行人有福分可以去修的：首先，这个修道者，如果是个男的，他得练到"马阴藏相"，要打下修道的基础才行；其次，他的双修伴侣得完成"斩赤龙"，也得打下修道的基础——这个部分是关于"性"的要求；这两个人还要情投意合、情真意切，这个是"情"的要求。

现在我们想想，这得多难哪？那么我们一般人修道呢，还是清修比较行得通。

修道炼丹是要用情的。情的内容很广泛，我们对于人类，甚至于坏人，我们都愿意帮助他，愿意爱他，更不用说对于一个女人。喜欢，但是没有其他想法，这个就是"道用人情"了，佛家叫"慈悲心"。

道用人情，就是我喜欢你，可是我没有非分之想，就是那么单纯地祝福你，希望你好，没有利用，没有占有，没有控制，这个时候人情就升华成道情了。

老实说，我们这些凡人哪里做得到啊？一喜欢就想拿回家占为己有；不拿回去？那我也不理你了，也没什么喜欢了，所以并不那么容易真正做到。宗教里为什么要戒啊戒的，就是防止你有非分之想。所以要明心，明白自己这个爱人的心；然后还要见性，就是性来了，无欲而起性感了，这叫"活子时"，不要急着想女人，这样就太可惜了，全都往下流掉了。浪费精华不知痛惜，真叫"愚痴众生"；性来了把握住，修炼活子时，健康长寿成道，这才是聪明人的追求和作为。

实际上修炼内丹，就是这样情与性的交合。刚才我们讲的"明心见性"，是修行功夫的另一种说法，当然不是六祖慧能指的"见性成佛"。佛经在这方面比较隐讳。佛教认为，情是性发展而来的，如果单有性，就是畜生了；而人是有情的，人是"有情众生"，这个情不是坏事，性也不是坏事，

> 有情有信，无为无形，可传而不可受，可得而不可见；自本自根，未有天地，自古固存；神鬼神帝，生天生地，在太极之先而不为高，在六极之下而不为深，先天地生而不为久，长于上古而不为老。
>
> ——《庄子·大宗师》

> 人之真情如金，真知如铅，二物属刚；灵性如木，灵知知汞，二物属柔。真情真知刚而易沉，灵性灵知柔而易浮。若以性求情，情来归性，以真制灵，灵归于真，刚柔相应，阴阳和合，化为一气，生机长存而不息矣。如情不归性，灵不归真，是谓金隔木，汞隔铅，孤阴寡阳各一边，焉能返本还元，结成真灵之丹哉？
>
> ——《无根树解》

> 魏伯阳说："赡理脑，定升玄，子处中，得安存。"清人刘一明认为：赡理脑者，赡养也，理即性。脑在人身之上处，头之后，系耳目视听不及之处。此言养性，至静之境，方为极功。（赡理脑，即还精补脑）。由此可见，那种"精液补脑"的说法，要么是望文生义的牵强附会，要么是别有用心的胡说八道。

修炼就是情与性的混合交融——这个交融用什么做媒介呢？就用口水，丹书上叫"黄婆"。

丹书上把性叫坎男，用坎卦表示，坎卦正中是阳爻；把情叫姹女，用离卦表示，离卦正中是阴爻。把坎卦的阳爻抽出来，添进离卦正中的阴爻里，离卦阴爻变阳爻，就成了乾卦；三爻都是阳爻，所谓纯阳之体，就是这么来的。这一抽一添，就是丹书中所谓的"抽坎添离"，其实就是性与情的交融混合。

混合在哪里呢？混合在黄庭。黄庭严格讲不是胃部，也不是什么太阳神经丛，就是胃后面这两根神经。古人把这个看得很严重，说是"成仙之要"，我看故弄玄虚、穷开心的成分挺大。但这两根神经确实很重要，不懂这个"性情结合"，修丹道也就成了瞎扯，这个倒是真的。

这个过程呢，也许在下面交，也许在上面交，就是丹书所说的"也许是龙去就虎，也许是虎去就龙"，这个时候我们咽口水，就把我们的真意带下去了，这个就叫黄婆，就是性与情交合的媒婆。

真意下去以后，就会听到我们小肚子里头，不是胃，是在胃下面，"咕噜咕噜"的声音。这就是你用你的黄婆，把你的情和你的性混合了，这个就叫阴阳交、龙虎交、坎离交；交完以后出现的这种响声，丹书上就叫"交罢"，就是交完了。交完了产生什么呢？对，就是内药，也许好一点，是大药，这才能补脑，它自动会去补脑的，你甭管它。

如果性与情不混合，性是冲动猛烈的，丹书形容说像老虎；情可能是假慈悲，假情假意装好人。所以丹书形容情的"气"内凉外热，就像很多人，外表看起来似乎有情有义，不过就是廉价的同情，丹书说是像龙，居高临下，很有优越感地施舍点"同情"出来。

所以单纯的情没有能量，飘在天上，对人对己洒点毛毛雨开溜，不肯真正承担——你看很多女人，对情感的需要很强，结果没什么力量行动，就是不敢爱别人，也不敢接受别人的爱，稍微试一下，又逃得远远的，就是因为她的性没有参与，所以就没什么能量可言。

单纯的性则没有智慧，就是那么个强烈的冲动，不能扩大和升华，方向单一，行为粗野，就是要占有和控制，把这股冲动发泄了了事——就像很多男人，活了大半辈子，对人生的理解不会比他的下半身升华多少，天天追逐色欲，忙得不亦乐乎，但是空虚得要命，就是他的情被压抑，没有开发出来，没什么智慧和品质可言。

那么修道炼丹不一样，让性与情混合以后，就是道书里说的"抽坎添离颠倒颠"，这一颠倒啊，我们既有智慧又有力量，多好！《易经》里形容说"阴阳合其德"，这才是几千年以来，真正聪明的人追求的，人高明就高明在这个地方。

性情结合，"抽坎添离颠倒颠"，由后天变先天；进入先天以后，所有的功法都是自动的，不用管，都是自发的——丹法的修炼，过程就是这样。

交罢了，就会"咕噜咕噜"响，丹书中就叫"水火既济"。这时候你会发现你小腿都会出汗；所以，一个完整的炼内丹的流程，就是降阴、升阳、交合，最后要还原。还原什么呢？因为气还分散，还原才能将气导归气海，而不是漏出去。所

> 道家正宗认为，人有"性"故而有力量，敢于承担，人有"情"故而有慈悲心，拥有智慧；故而性情结合才算有智慧，有力量"积功累德"，"济世度人"。《抱朴子内篇·对俗》说："人欲地仙，当立三百善；欲天仙者千二百善，若有千一百九十九善，而忽复中行一恶，则尽失前善，乃复更起善数耳。"又说："积善事未满，虽服仙药，亦无益也。"

以这个还原也叫"引气归海",归到气海去了,存起来。

还原的时候按老法子来做:人不动,用鼻子哼气。还原的时候,牙不碰牙,舌头自动摆在那儿,加快我们的回流。做多长时间呢?一般能做十分钟就够了,有人做八分钟就够了。还原完成的特点是什么呢?汗自动会干——还原的时候呢,身上出的汗,一点一点都收回去了。古时候,这个还原,又称为"温阳"或"沐浴",因为这个时候,你就感觉你像洗温水澡一样,身上是温热的。

我们一般还原,十分钟就够了,汗收下去就够了。但是古人不是,他温阳的时候太舒服了,他根本就不愿意下座,他们温阳的时间达到四个小时。我们太忙,只要坐十分钟,汗收下去,气收回来就可以了。想什么呢?想引气归原,加快这个回收,用螺旋转的办法来加快。螺旋转,男同志先向右转,逆时针;女同志先向左转,顺时针。按古人的讲法,这个逆时针转是三十六下,是9的倍数;顺时针转是6的倍数,四六二十四,六六三十六。到将来你根本不需要自己转,它完全是自动转的,你也别管了,它会自动地慢慢转,这都是人的本性。完成以后,因为做了一个小时的升阳盘腿,腿有点僵痛,先不要急于下座,先抱着腿,摇一摇。

当然,你们也可以在还原之前做这个动作,因为腿麻、腿疼,所以就先做这个。也可

> 魏伯阳在《悟真篇》中指出:"一阳才动作丹时,铅鼎温温照幌帏。受气(引气归海)之初容易识,抽添运火却防危。"
>
> 他在这段话里讲解了"沐浴"的景象(感受)乃正确做法;尤其指出"沐浴"时"抽添运火却防危",《金丹四百字注》中也说:"不增火,不减火,为沐浴。"

降阴或者升阳后腿部活动

以升阳完了再做，做十来下，七八下以后，好一点，这才下座。在庙里，和尚做完了以后，列队排成两行、四行，沿着大雄宝殿转二十分钟，这一遍功才算练完。练完以后，特别要注意，这时候脸发红，最怕摸凉水、吹冷风，就像自己是一个"坐月子"的人，因为这个时候，骨头是软的，就像孕妇，所以你看孕妇生完孩子以后，戴帽子怕吹风，因为毛孔是张开的。

所以你下功以后，你自我感觉好像孕妇生过孩子，不能摸凉水，不能洗衣服，可以看书，可以吃，可以喝。在半个小时之内，不能尿尿拉屎，甚至一个小时之内，都不能干这个。为什么呢？因为你练出来的精华，你的身体正在吸收呢，这半个小时正在吸收，你要尿尿拉屎，把好东西都尿出去了，可惜了。所以做完以后，最好休息半小时，一定要见风的，头、身上都要包住才行。

整个过程就是这样。等到我们大家"炼精化气"筑基了，"马阴藏相"了，下一步练什么？就是"炼气化神"。炼气化神的时候，需要"闭关"。闭关的时候要找到一间房子，有一点亮光，或者背后有一盏小灯都可以。开始往往先闭三天，不要猛地来；三天完了一个礼拜，慢慢十天，慢慢四十天，慢慢七七四十九天。闭关的时候可以不吃东西只喝水——那时候一定要有人守关，有人在外面守着，修道的人这个时候会出神，出阳神，所以一定要有人守关。

> 药已归炉，必要封固，不令外驰也。……封固者，温养也。
> ——《玄妙境》

佛道修行，不谋而合

堪叹世间学修行，不明性理说道经。

先天三宝拆散了，金木水火不相生。

闭目枯坐假装像，不知采取乱胡行。

自己盲修自昧自，将错传人问自心。

那里是你生死窍，谁个才是本来真？

冬至一阳在何地，夏至一阴怎么生？

离明二字怎么讲，返本还原怎样行？

拆坎补离怎下手，清浊二气何处分？

爻珠老嫩甚物件，织女牛郎怎相亲？

修行不明此中理，切莫人前谈坎离？

守死血心默景意，现出幻景当宝贝。

大限来时无常取，凭何本领避吉凶？

这几天大家都不容易，练得很用心、很认真，一个个脸色也转过来了，这就是金丹大道的神奇之处。那么道家门里在台湾有一位萧天石老师，在修行界很有名，当年在川康一带，他曾经和南怀瑾先生结伴游历，遍访名僧高道，整理和写作了不少丹道以及养生方面的著作，我手上拿着的这本《道海玄微》，这就是他整理并且补充写作出来的。此外，市面上也有很多关于丹道养生的书，但是说句实话一般人都看不懂，因为真正的秘诀很多都是保密的，书上并没有。

但是，如果你像这样修炼过一遍内丹，你再去看这些资料就会非常容易懂，像南怀瑾的书、佛道两家的书，以及最近出版的丹书，你看看就明白了，起码能明白个八九分。如果你没有具体跟上学过内丹修炼之法，只是"自学成才"，坐在那里看书或看资料然后跟着比画，那个太难了，你基本上看不懂，所以修证更是无从谈起。

现在，你们还认为内丹就是道家的修炼方法吗？不是的。不管你是修佛，还是修道，都是人在修嘛，所以修佛修道，自然而然，是不谋而合的。从利益众生的角度来看，大家不要死抱着个门户之见，来为个人设限，"闭关锁国"。老实讲，搞这种门里门外的把戏，只是为了获得心理学所谓的"安全感"——我是门里的，你们是门外的，享受不到门里的好处，所以我就比你们高；我高人一等，有优越感啊，于是昂然立于众人之上，自我感觉良好，就觉得安全了。大家想想，这种境界，做人都欠缺起码的自信和谦卑，何况成仙成佛？另外一方面，大家也不要让宗教的外形外相给吓住了，宗教需要开门立户，所以有门有户，这是个组织经营的问题。既然如此，那么这必然是个相对的道理，大家大可不必将它看得那么严重。一旦看得太严重了，后果就很严重。比如基督教说"你要爱你的敌人"，爱敌人都可以，境界多高啊；但一到异教徒就不行了，比如爱一下佛教徒行不行？这个就不行了，异教徒不信主，所以主就不喜，就得下地狱。这么一来，我们就可以理解在西方历史上，为什么会有那么多的宗教战争。征伐异教徒，是替主行道；抢劫有钱人，是替天行道——不管在西方，还是在我们东方，各有各的文化优势，也各有各的文化弊端。对于这些基本的问题，我们要深思之，明辨之，而后才能笃行之，不要稀里糊涂的，搞得迷信偏见盛行，乌烟瘴气。总之，要有智慧，佛家叫"要有见地"，先做好人，再谈修道修佛。

佛家修行，也有"采药炼丹"，不过佛家不叫"采药"，叫"采牟尼"。

释迦牟尼佛讲：一候在彼，二候在我，三候四候采牟尼。什么意思呢？一候在彼，就是在彼处，就是在修佛人的"密处"，也就是道家讲产药的地方。二候在我，到了第二步，就要调药，要盘腿升阳，所以在"我"吗！"三候四候采

——《金丹四百字解·指玄访道篇》

清人刘一明再三告诫，修道一事，精微奥妙，非过来人指点不能为之。他在《悟真直指》中又郑重指出：万物芸芸各返根，返根复命即常存。知常返本人难会，妄作招凶往往闻。

因此，不遇明师，不知真诀的"自学成才"者，断无可能成功，反而招害，学人不可不察。

北宋张伯端说：

"性命本不相离，道释本无二致。彼释迦生于西土亦得金丹之道，性命兼修，是为最上乘法。"

"老氏以性命学开方便门，教人积以逃生死。释氏以空寂为宗，若顿悟圆通，则直超彼岸；如有习漏未尽，则尚徇于有生。老氏以炼养为真，若得其枢要，则立跻圣位；如其未明本性，则犹滞于幻形。其次，《周易》有穷理尽性至命之解；《鲁语》有毋意、必、固、我之说，此又仲尼极臻于性命之奥也。"

牟尼",什么意思呢?二候在我,调药升阳,在将射未射时,吸提撮闭采药啊,采牟尼,就是佛家的采药——你看,这和道家内丹修行的方法很一致啊。而且,三候采牟尼是讲给初练者的,四候采牟尼,是讲给老修行的。道家的讲法,是初练金丹大道,宁可趁着"药嫩"(还不到将射未射的时候)采了再说,因为初练者把握不好火候,不小心就会射了,漏了,这个就叫"炉崩火灭";那么成了老修行了,时机火候把握得比较好的时候,就可以在将射未射的时候,药完全调好的时候,再采,这也叫"四候采牟尼"。

当然,我们刚开始练的时候,肯定会漏,会"炉崩火灭",不要紧,重来;经过多次实践以后,我们就可以在将射未射,药已调好,在"四候"的时候采到药,采到牟尼。

那么本师释迦佛接着讲:五候练神功,六候神功毕。五候练什么神功呢?也就是抽坎添离(情性结合);再然后,六候神功毕,就是温养、沐浴、收功了。一候呢,是20分钟,六候是120分钟,整两个小时,相当于古代的一个时辰,所以你看,佛家跟道家太相像了。

我们刚开始练习,能每天坚持练一个小时或者一个半小时就很了不起了;慢慢地能坚持练两个小时,刚好和古人练功相同,正好是一个时辰。

现在,跟大家讲一个历史上的修炼内丹的典故。在此告诉大家,希望你们能思考一下,或者当做一个传说也可以。

这天底下,最难当的就是老师了。教育别人,谈何容易啊——当老师,面对一大堆学生,各种各样的脾气秉性,深不得浅不得,重不得轻不得,最后往往吃力不落好。凡人如

张伯端在其《悟真篇》中说:"安炉立鼎法乾坤,锻炼精华制魄魂。"就是说以会阴窍为炉,以下丹田窍为鼎,采药炼丹,引情归性。炉鼎之说,由此大行于道家内丹各派。

此，神仙也难逃啊！《金华太乙宗旨》是吕洞宾吕真人著的，吕真人是神仙，不假吧？他的《金华太乙宗旨》写出来以后，吕老师的一位徒弟就开始非议这部经了，当时吕洞宾就很生气，说了一段狠话："畜生好度人难度，我宁度畜生不度人。"所以后来，他对世人宣称：我没有徒弟，根本没收过徒弟——当然刘海蟾说自己的师父是吕真人，这是徒弟认师父，另当别论了。佛家认为生命界有六道，有六种生命形式与生命依存的时空——老实说，鬼并不可怕，因为鬼都怕人，这是真的；人才是最可怕的，不但鬼怕，连神仙也怕，所以才说"宁度畜生不度人"。

一般说来，弟子跟师父修行，总会有人回头诽谤师父，放眼各门各家，历来如此。学生学了几天以后，就会瞧不起师父，"徒弟骂师父"，大概是修行界的规律，导致所有的师父最担心、最苦恼的事情，就是如何找到一个真正的徒弟，比如达摩祖师花了九年才找到他的徒弟。达摩为什么要在少林寺面壁九年呢？就是为了等一个真正的接班人，真正的徒弟。说近一点，将形意拳改为意拳，大名鼎鼎的王芗斋，也是被徒弟给气死的。无论古今，大约人性总是攀高附贵的，所以做弟子的总有人担心，一谈"我师某某某"，大家都找师父去了，没人理我了，所以干脆自称"自学成才"或者"虚空传承"，甚至是"得自天授"，这虽然都是鬼话，不过还算好点的，总好过回头诽谤师父。

那么，怎么办呢？吕洞宾一生气，就说他没有徒弟，其实刘海蟾的确是吕洞宾的徒弟；而道家名人陈抟陈希夷，则是刘海蟾的徒弟。现代，净空老法师就说"我没有徒弟，我

> 盖以明师教人，千磨百错，明察暗试，以验真假。果是真诚之士，如真金不怕火炼，愈炼愈明，自为高人鉴赏，决定提接。若非志士，始勤终怠，或阳奉阴违，自己身边事，未能行得过去，而欲妄想他人宝物，所谓：嗔不除，态不改，堕入生死轮回海，堆金积玉满山川，神仙冷笑应不睬。道且不得闻，而况成道乎？夫闻道者小圣人，成道者大圣人。圣人之事，岂是玄虚不实之辈所能得者哉？
> ——《金丹四百字解·学人二十四要》

> 用功不力难深造，抱道而亡方见真。
>
> 以上二十四要，乃学人紧要之关口，必须真履实践，条条打通，行得过去，方能遇得真师，闻得大道。若有一条不能行过，即遇真师，闻道犹在两可。
>
> ——《金丹四百字解·学人二十四要》

不收徒弟，我们只是互相学习"。原先，南怀瑾先生还不大有名的时候，他没说自己有徒弟，也没有人称他为师父；这几年有名气了，结果冒出一大堆自称是他的徒弟、再传徒弟的。

可见，古代严谨而神圣的师承制度，在现代只不过是个商业性的包装手段，有利则徒弟、徒孙，无利则师父、师祖，想怎么来就怎么来，倒也算得上是"自由自在"了。达摩祖师等了九年，才有一个人拿着一把刀，砍断了自己的手臂来表示求法的诚心，感动了达摩，才正式收他为徒弟，这个人就是禅宗二祖慧可。

山西人侯耀真，修行的功夫很深，北京市聘请他担任针灸医院的副院长。他是怎么学到一身功夫的呢？他的师父曾经收过很多徒弟，但当师父快死的时候，徒弟全跑了，没有人在他身边管他，结果当师父的临死前想喝一杯酒，那个时候很穷，想喝却喝不上。这时侯耀真来了，二话不说就把自己的棉袄当了，买回了一碗酒给师父喝，师父这才告诉他，下丹田具体在什么位置，侯先生得了真传，自然功夫就好。

我个人觉得道理得分两面讲，古人讲：父不慈，子不孝，不可救药。当老子的"不慈"，很混账，一味强调儿女要去孝顺，也是于事无补，难道老子让杀人就去"孝顺"杀人？为人师的也要有师德，做弟子的要有感恩之心，这样才能发扬光大我们文化中优秀的一面。中国传统文化中，也不见得全都是好的，全都是精华，比如打劫有钱人被看成"替天行道"，我看这种强盗哲学反映了一种十分阴暗的心理，并不高明。我愿意把我知道的都教给大家，就在这里教，有心来学的人都可以向我学习，尽管学，我不藏私，因为这套东西本来就是度人的，我没有吕纯阳真人那么高明，畜生的丹田在哪里我不知道，我只懂这套度人的方法，所以度不了畜生，只能度人。我没兴趣管师父徒弟这些，只要你想学，我本人都愿意教给大家，所以我不收徒弟，也从来没有徒弟。

我手上现在拿的这本书，就是吕洞宾吕真人著的《太乙金华宗旨》，这本书来之不易，里面有一个曲折的历史故事。

《太乙金华宗旨》在中国已经失传，是日本人在欧洲发现失传的版本，然后由英文、德文、法文翻译成日文，在日本流传。中国某师范大学的一位教授在日文书中找到了这部经典，再由日文翻译成中文，才使得这部经典得以在中华大地重见天日，现在，大家在大一点的书店都可以找到。我们现在学习的金丹大道，哪怕大家只学了几个小时，现在拿起《太乙金华宗旨》一看，你不会跟以前一样云里雾里的，而你们也就会越来越知道内丹体系是中华民族的无价之宝啊。

以前，20世纪80年代的时候，在东北成立过一家专门用内丹之术治疗各种疑难杂症的医院，那里的医生其实都是修行有成的老中医、老修行，他们给病人开的药方就是炼内丹，很多不治之症就是这样被治好的。当然，大家这几天学的还是金丹大道的初级阶段，是筑基的功夫；但是，万丈高楼平地起，如果基础没有打好，怎么可能达到高级呢？筑基功夫非常重要，请你们千万千万不要把它当成一般的东西，或者当成一个学习班式的节目轻视它——这是中国的国宝，方法简单极了，最重要的是坚持，半途而废的话，又得从头再来，前面的功夫不起作用了。我这五十年间，天天坚持练，每天两个小时，没落下一次，所以才有今天的一点心得，来跟大家报告。

回到具体的功夫修炼上。在修炼金丹大道的过程中，有两个特别方法请大家记住：第一就是"鼻拉脐"——微收下巴，鼻子跟脐部垂成一条直线；第二就是"中指意对"——在任何时候，都不要忘记在意念当中，让两根中指间拉有一根意念之线。仅此而已吗？毫不夸张地说，我花了整整20年的时间才悟出"中指意对"的妙处。当年师父告诉我："你不要忘记，时时要中指意对。"可我真正理解是在20年后，"意对"是什么意思呢？就是在任何时候，都不要忘记意念当中，两根中指间有一根线相对相连，总有这么一根意念之线把它们连着；然后，把这根线轻轻地"拉开"，这么一拉开，你的背就张开了，心也就开了。

开心，是修佛修道，乃至一切法门修行有成的基础。不管是成仙，还是成佛，都必须建立在你现在当下身心充满喜悦的基础之上。即使成佛，也不能违背你当下的身心喜悦，这在道家就叫"以快意为纲"，佛家就叫"法喜充满，禅悦为食"。

什么叫神仙啊？简单，无烦无恼即成仙。我们这些俗世中人，也得想法让自己开心啊，一个不开心的人，必然自闭，必然沉浸在自己的烦恼里面，觉得这些烦恼最重要，对于外界就谈不上有什么灵性与悟性，智慧也就封闭起来了，会变得比较没有智慧，当然生活中也会有更多的障碍与痛苦。

尤其是女同志要注意啊，十几、二十几岁的时候，愁眉苦脸会占到便宜，因为那叫"我见犹怜"；过了二十五岁，

李泥丸说："盖女以血为本者，血旺则精盈，心凉则生血。古云液血之炼，血精之化，还仗神清。血无液化，液泥成痰，流注脾胃，蒸升著肺，散流经络，百病猥生，五脏被炎，六腑遭厄，故古丹诀曰，必先息心，心息定而神清，心斯凉矣。"从这段话中可以看出，女丹修法，要在心息神清。心要息，自然烦恼要少，开心豁达。其实，这同样适用于修道的男人。

就越来越占不到便宜了，因为这时候叫"抑郁症"，需要去找心理医生了。

不管是做人，还是成仙，都得开心。所以，"中指意对"的作用非常大，两根指头这么一拉，好像紧锁的心门都拉开了，拉开了以后背部的气脉就展开来了。修行要注意背部，背部不能僵，一僵，气就过不去。所以，在任何时候，中指都要意对，忘了其他不要紧，记住这一点就行，慢慢你就会发现里面的奥妙了。

现在，我完完全全把我的体会与大家分享，都告诉大家，不做隐瞒。虽然各人情况不同，方法因人而异，但是在这里我要奉劝在座的各位：不经过这些悟道的过程，是不可能理解古代宝贵的东西的。比如，张三丰说过"头顶青天"，怎么理解和领悟？其实就是头轻轻地一顶，就这么一下，气就顶丹田了，贯通虚空，说起来多容易啊，但张三丰这句话总结了古人多少代的经验啊！

现在我们言归正传，再炼一次内丹。有人问：炼内丹最佳的时机是什么时候？是活子时，或者活午时，就是古人称的"机"，也是《般若波罗蜜多心经》里边的"时"，其实就是无欲而阳举的时候，这是活的"时"，活的"机"。另外，古人炼内丹，讲究个"四正时"，四正时就是子、午、卯、酉四个时辰。四正时是很好的炼内丹的时间——子时，是半夜11点到凌晨1点；午时，是上午11点到下午1点钟；卯时，是清晨5点到7点；酉时，是下午5点到7点。在四正时炼内丹，会事半功倍——当然，最好的时机，是活子时或者活午时。

> 《金丹四百字》云："火候不须时，冬至不在子。及其沐浴法，卯酉亦虚比。"《悟真篇》云："总识朱砂与黑铅，不知火候也如闲。大都全藉修持力，毫发差殊不结丹。"曰"冬至不在子"，曰"卯酉亦虚比"，曰"毫发差殊不结丹"，可知非天边子午卯酉矣！如云是天边子午卯酉，是十二时，只有四时修持，所余八时弃之不用，岂能毫发无差乎？《入药镜》云："一日内，十二时，意所到，皆可为。"可见年月日时，刻刻用功修持，防危虑险，毫发不容有差。
> ——《象言破疑·火候说》

从清人刘一明这段话中我们可以知道，真正结丹，必须是"活子时"、"活午时"，即"意所到"的"真火候"。但如何识别运用，却又"毫发差殊不结丹"，也因此而更凸显明师真诀的重要性和无可替代性。

现在，大家练习当中要注意几个关键的问题，我再重复一下：升阳，就是阳举了，这时候身体发热了，也发汗了，特别是屁股底下发热了；降阴，一般就是为了"息阳"，阳举而后降阴可以转化能量，这个过程叫"调药"。"调药"是什么意思呢？就是一开始阳举，还不是很兴奋，性快感还不强烈的时候就要调药，调药不是靠想入非非来加强性兴奋，而是靠呼吸——随着我的呼吸，随着我的发热，随着我出汗，尤其是屁股底下出汗了，这个性兴奋度就越来越强，就在这个时候要"调药"。调药的功夫叫"一二三"，按古人的说法，这"一"呢就太嫩了，这个"三"呢又太老了。什么叫太老了？就是马上要射精了，一个没忍住，漏了点，就叫太老了；这个嫩的呢？就是想射，离真正射其实还早，还不到时候，所以古人就在"二"的时候采药。但是这个火候非常难把握，稍有不慎就会失败，所以古人的经验是趁嫩的时候就采药。我们宁肯少采点，但是也比采老了强，所以我们宁肯在"一"的时候采。降阴以后，就产生了药，刚开始修道，就趁早先采药，以后要在"二"的时候采药。药是什么？我讲过了，外带着气，内里有性感、先天精华，这个就叫"来药"了。

药分内外，外药是什么呢？是全身有气感。全身有气感，再加上有性兴奋，就叫内药。但是刚开始阳举还很嫩，还不够，因此就要调药，调到将要射精而未射精的时候，或者有一点点水液出来，这时候就是"二"了，应该马上盘腿，马上卷舌升阳。有同学问升阳本身就是采药，这话对吗？对，是这样子的，我们没有先人的水平，所以我们宁肯早一点采，千万不要漏了。我个人的经验，一个人在修炼的过程中，其实会经历多次的漏丹，其实就是多次的失败。如果我们漏丹了，我们这次漏了，别害怕，也别难受，这个漏叫"炉崩火灭"，不过没关系，重来；也别去后悔，去难受，因为没有什么意义——"曲则成"，人要做成一件事，总是曲折的，总有无数的失败，失败是成功之母嘛！慢慢地，失败多次以后，就会有所体会，就容易掌握这个火候，这个火候就是将射未射的"二"的时候，这个时候开始采药，刚刚好。

升阳的时候如何采药？方法就是"吸提撮闭"。这个时候我们就通过"黄婆"，通过咽唾沫，把"情"带下去和"性"结合，这个过程叫"交"——丹经里面的阴阳交，男女交，龙虎交，坎离交，都指这个。"交"是混合，需要媒介，这个媒介就是"饮刀圭"（咽唾沫），最后就"交罢"了，"交罢"，就叫"水火既济"。

《本草纲目》中说："人舌下有四窍，二窍通心气，两窍通肾液，心气流入舌下为神水。"由此可见，舌下所出的唾沫，被古人称为"神水"，足见重视。至于其功用，白玉蟾甚至说："神水沃灭三尺火，慧剑扫除六贼兵。"

好好吃饭，好好睡觉

好，大家炼过一遍丹了，现在好好温阳沐浴一下。

在座的女道友要好好感谢孙不二孙真人啊，没有这位女性的前辈，我们的女同志修道就太难了，因为大部分丹经都在讲男人修道。邱处机邱真人，很有名的一位道士，没有他，元朝统治者只怕会杀更多的人吧。邱真人有一个徒弟叫马丹阳，非常有钱，是山东青州人，马丹阳的妻子，就是孙不二，这是一对有名的夫妻。孙不二是女丹的创始人，写了一本《元君坤元经》，是一本专门讲述修炼女丹的经典。她的爱人马丹阳善行医道，他一生用的针灸之法跟十二个穴位有关，叫"马丹阳十二穴"；在十二个穴位中，凡是胃不好的，他都是找足三里。

我们脸上长疙瘩，往往跟胃经有关系（消化不好，脸上就容易长一些疙瘩）。长疙瘩其中一个原因是内分泌旺盛，另一个就是消化不良。现代人营养过剩，但是消化不良，就是吃东西的时候没有细嚼慢咽。古代讲究"食不语"，就是吃饭就不说话了，思想要集中；在西方，外国人吃饭以前祈祷，感谢上帝给予这么好的美食，应该很认真地享受食物，这是同样的道理。现在不是了，大家一面跟人聊天谈事，脑

元初成吉思汗南下中原，杀戮甚重，于是全真道士邱处机不远万里，赴大雪山（今阿富汗境内）见成吉思汗，劝其慈俭爱民，毋行杀戮，成吉思汗听取了他的建议。后邱真人又在燕京（今北京）创立十方丛林，收容战乱时无家可归之人，活人数万，京城百姓齐呼其"邱神仙"。

——详见《玄风庆会录》

子动得飞快，一面就这么吃下去，结果往往不大消化。

吃饭的时候，一定要细嚼慢咽，干、湿分吃。你想喝汤，先喝汤，或者吃完了以后再喝汤喝水——千万不要一口饭菜、一口水，这样子就冲淡了胃液，胃酸就会"咬"胃；而且胃病往往引发其他的病：吃不好，就睡不好，就精神焦虑等。日本人生活保健有个好习惯，就是天天要掐"足三里"，或者揪"足三里"。因为"足三里"是管胃的，通胃经，这就借鉴了"马丹阳十二穴"。

"足三里"在身体什么位置？足三里穴位于膝眼下10厘米，你可以用自己的掌心盖住自己的膝盖骨，五指朝下，中指尽头处便是此穴，足三里穴是胃经的要穴。胃是人体的一个"给养仓库"，胃部的食物只有及时地消化、分解、吸收，人体的其他脏器才可以得到充足的养分，人才能身体健康，精力充沛。所以，

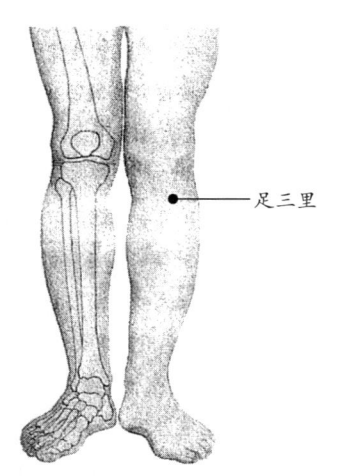
足三里

足三里穴出自《灵枢·本输》，又名下陵，鬼邪，下三里，为足阳明经合穴，为常用的强壮穴之一，为历代医家所推崇。根据实际应用分析，本穴具有补脾益气、和胃调中、疏通经络、调理气血、镇静醒神、强精健脑、温中升阳、理气止痛之功。按现代医学分析，具有调理胃肠功能、解除平滑肌痉挛、调节神经系统、增强机体应激能力、增强免疫功能、提高机体抗病能力等作用，对消化、神经、循环、呼吸、泌尿等系统均具有良好的调节作用。

胃部消化情况的好坏，对身体的保养极为重要，而足三里穴则能保养胃，帮助胃担此重任。

我们也可以经常用艾灸足三里穴，不但能补脾健胃，促使饮食尽快消化吸收，增强人体免疫功能，扶正祛邪；而且还能消除疲劳，恢复体力，使人精神焕发。最好每月用艾灸此穴10次，每天一次，每次20分钟；也可以用指关节代替，按压足三里穴，亦可达到同等效果。

第五部分　修炼金丹大道

保护胃，也就是保护健康，如果喝水，千万别牛饮。茶道里有一个程序叫"漱饮"，喝茶以前要闻一闻，闻那个茶香，慢慢地，一点点地，这就对了；千万别牛饮，牛饮不消化，伤脾胃。而且不要一会儿喝一点，一会儿喝一点，因为这个样子饮水，胃就要不断地劳动，不断地消化，所以要给胃一点休息时间。比如跟别人谈话，谈四个小时，如果头一个小时喝水，起码中间隔三个小时再喝水，不要这四个小时都喝水，会伤胃。

谈完了吃饭，我们说说睡觉。现代人睡觉是个大麻烦，因为失眠的人太多了，要去花钱买觉睡（需要催眠才睡得着）。如何缓解失眠呢？失眠分两种：一种是根本睡不着，躺着也睡不着；另一种能睡着，但是睡不深沉，很快就醒了，睡的时候老做梦，脑子半醒半睡。为什么现代人睡觉尽做梦呢？有各种原因，多数的原因是看电视看得太晚。

贪看电视，一直看很晚，血老涌到头上，就容易失眠，所以睡眠最重要的就是"头"的维护。修道有一个原则：头要凉，脚心要热。头如果充血，脚就要缺血，脚就会凉——刚好跟修道反过来。我们呢，最好晚上九点就睡觉，古人都是这样养生的。可是我们恰恰相反，晚上看书啦、看电视啦，或者聊天啦、喝茶啦，睡得都很晚，脑部充血了，当然睡不好觉。还有一种是吃那个夜宵，还没等过三小时、四小时，就睡了，这都会影响睡眠。

另外，枕头的作用很关键，如果不用枕头，血液往头上流，是睡不好觉的。我们需要学习古人，枕头用硬的，为什么要硬的呢？因为我们睡觉的时候，这个"头"的穴位本能自发地寻找硬物，帮助按摩恢复元气；不要睡棉花、鹅毛的软枕头，哪怕你用一个荞麦壳子做的枕头也好啊。古人都是用比较硬的枕头，瓷的、石头的……在家里你可以试试，用两条毛巾铺在一本厚字典上睡，开始不习惯，慢慢习惯以后没有它还真睡不好；出门在外住旅馆，可以用一本书垫在枕头下解决这个问题。年岁大的人，枕头要高一些，要比年轻人稍微人高一些。

南方人喜欢在睡前用热水洗脚，为什么要拿热水洗脚呢？为了让脚部充血、活血。睡眠的重要原则，跟修道一样，就是脑部少血，脚部充血；但是南方人洗得太浅，大多数人用小盆。洗脚应该用桶，水一定要热，不管10分钟也好，20分钟也好，水要达到膝下，洗到小腿侧出汗才算起作用；中途水凉了，要重新换热水；也可以淋浴，洗温水澡，洗完后搓脚心，揉脚活血。睡觉前散步也是一个解决失眠、有助于睡眠的好方法，脚是人体的第二心脏，所以要经常运动。

总之，修道也要休息好。进入睡眠状态，一定要做到脑部少血，脚部充血。但是早晨就不是了，早晨是头部要多血。我每天起床后，用凉水冲头，本来缺氧的脑部血管受到刺激，充血了，人就精神。有些女同志头发长，洗头麻烦，可以戴帽子，也可以起到同样的效果。

我们修炼金丹大道的人，有卧式炼丹法和平式炼丹法。平式炼丹法就是平躺在床上炼丹；不是平躺，而是侧卧，这个炼丹的方法叫卧式炼丹法，也称狮子王卧法。为什么叫狮子王卧法？你们看，这样睡在枕头上，手肘在这里边，一条腿伸长，一条腿曲起来，从鼻尖到脚尖，好像有一根弦。意

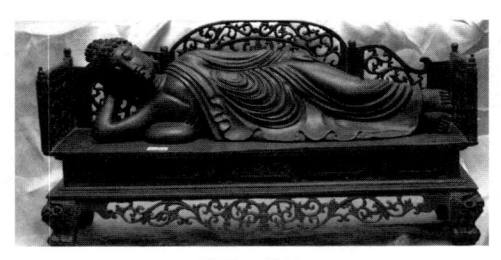

狮子王卧法

凡人睡卧，神入阴窟，气散四肢，梦寐颠倒，罟获陷阱无不投之。日所积者，不如夜所耗。故必打炼睡魔，使心神居室清气上升，浊气下降，庶得行道无阻也。古仙云：睡了一时，死了一时；睡了一日，死了一日；日日有功无睡，千日便了事也。又云：一年不睡下丹结，二年不睡中丹结，三年不睡上丹结。此为之言。若虚室生白，神明常照，虽寐（睡着）犹寤（睡醒）不妨去睡。

——《修真辨难》

想什么呢？想着把它拉长，一点点长长，背后也一样，这个卧法，就是狮子睡觉的姿势，好处是不压迫睾丸，所以称为狮子王卧法。

修炼金丹大道的人，练到一定程度，有一个特点：不会做梦；还有一个特点：面部红润，精神好，不疲劳。如何做到不疲劳？古人讲，就叫"寤寐一如"——就是一个人在那儿打坐，像睡着了，又像醒着，所以叫"寤寐一如"——这是在修炼的过程中自然达到的境界。打着坐，像醒着，又像睡着，将睡不睡，俗称"不倒单"。曹云风，原佛教协会的秘书长，他的住处是没有床的，很多有道行的和尚也没有床，他们都是"不倒单"的状态。但是我们刚开始炼丹，还不行，还是需要睡眠的。

问答

学生：我们讲义中讲的"抽扁血管，欠氧债"，我还是不知道是什么意思？

李老："抽扁血管"的目的是为下阶段做准备，否则你下一阶段炼丹的时候就很难了。那么什么是抽扁血管呢？你想咱们"降阴符"的时候，不断地呼气吐气，一呼就呼个二十分钟半个小时，你的一部分血管就已经被抽扁了，因为呼长吸短，我们就人为地造成了体内的"负压现象"，部分血管就会扁，这叫"抽扁血管"。这个时候，我们一方面一部分的血管是扁的，另一方面血液里缺氧，所以就"欠氧债"了。到了炼丹的下一个阶段，我们主要要注意吸气，而且一直以吸气为主；但是，如果你不"欠氧债"，你这种吸气，很难吸长，也很难屏息，甚至止息。但如果你"欠氧债"，体内就急需供氧，所以你急需要吸气，这时候你长吸并且停息，血管就恢复了，这就是欲升先降、欲得先舍。所以先搞明白呼气，再来吸气，明白这个意思吗？

一般人所谓练气功，先吸气吸得很忙乎，说是要吸取这些精华，那些好东西，贪心很大，愚不可及，先不舍怎能得？先不呼得"欠氧债"了，怎么吸收精华？

清静派言炼己，主在排除杂念，坚定意志；道家正宗双修派言炼己，主在对景忘情，临机之时不兴淫念，对女方要"敬之如母，畏之如虎"，不能动情。否则炉毁丹飞，本为接命，反致伤命，所谓"接命之时即伤命之候"，故当戒慎。非炼己纯熟，不得行还丹之功。《古本周易参同契集注》谓："故推月候之消息，虽大用现前，而临炉交接，必须对景忘情，一空坎离（此指男女）色相，方能以我之真无，而制彼妙有。"

另外，修炼丹道的女性，一旦阴气发动，情欲找上门来之时，可即刻行后升降阴，战退群阴之法，一直行到阴气消尽，情欲寂灭为止。其法：

阴气至，情欲动时，即用真意目力神光，往后移运，仍由赤道上升，入头顶，至明堂不交尽，分左右两路，从耳后降至胸前。交个尽，不绕两乳，即从两乳中间，一直送入丹田。略停一停，仍往后转移。要细心速行，一连三五次，直运至阴气消尽，情欲寂灭方止。

学生：李老，您说"修道始终以快意为纲"，又说这个快意和胡思乱想、男女色欲没关系，那么打坐过程当中如何意想这个"快意"呢？

李老：你们可以意想小腹；如果这样什么感觉也没有，可以意想肛门前口的部位。意想这个位置，有利于我们将血压降下来——当然，也有人低血压，那就意想中丹田窍。我们给大家发的讲义中，有一张血压对照表，大家根据那张表，就可以清楚地知道自己该降血压还是升血压。

炼丹，尤其不要急着升阳。假如说我们现在开始打坐炼内丹，那么先做降阴，呼气，进行10分钟；而后升阳，升阳需要20分钟。一般情况下，升阳需要的时间是降阴的一倍，降阴半小时，升阳一小时；中间交换的时候歇一会儿，歇的时候最好憋气，既不吸气，也不吐气。如果意想小腹，或意想脊柱，什么变化也没有，就意想肛门前口，这样一意想，一般人的肛门前口都会一跳一跳的，这一来，快意就来了，性感就产生了。

这时候有的人会发热，甚至于有汗。在家里练，披着被子，很快屁股底下就热了；在家里练的时候，披着被子，屋子要暖一点，比冷好，这样效果快。

所以，观想肛门前口的时候，这个部位自己会跳动，会缩，这个时候就会有快意了；时间一长，身上就发热，屁股底下也发热，一会儿甚至出现阳举了，性来了。

那么打坐的时候，如果全身放松，眼睛松下来，有时会有眼泪流下来；如果你见到光，见到各种颜色的光，或者有黑色的光，你不要理会这个现象。你开始观想你背后，或者你观想你的丹田在轻轻动，慢慢的，柔和的，不要停顿，你感觉有一股能量在微微动，慢慢动；要观想能量动态中有一股静态，这是我们要抓住的真正静态。如果老是想着动态，死守它，一会儿就开小差了，思想就跑东跑西的，所以自然的，随着动的流淌，反而能守住它。这个自然的动的流淌可以是整体的动，可以转圈，可以是前后转，可以正转，可以反转，可以螺旋转——重要的是要"慢"，"慢"才能体验到"气"，身上放松，不要紧张。

学生：李老，这个过程中的"性来了"，是明心见性中的"见性"吗？

李老：我们现在讲的这个"性来了"，还是一种生理心理现象，是修道修佛的基础。而禅宗六祖慧能讲的"明心见性"，那是个修行的成果，明心见性、见性成佛嘛，显然，这两者不一样。禅宗讲的见性，如果用佛家唯识学的理论，就好解释了。见的这个"性"，是人的本性，也就是一切生命所本有的佛性，那个如来佛性，这个"性"，相当于唯识学里面讲的第八识阿赖耶识。亲见阿赖耶识的体、性、相，亲见第八识的运作，那这个人修行当真了不起，见性成佛了，最起码是真正开悟了。所以，我们现在讲的"性来了"，性是指快意；"明心见性"的性，是佛性。但是，此性亦彼性，彼性亦此性，二者本无别，这又是根本的道理。只是，我们现在没有证悟到那一步，还都是凡夫，所以"口头禅"可以这样讲，好让我们看看地图；讲真实修道，我们就不能"未悟言悟，未证言证"，假装自己已经按图走到那儿了——这个问题，现在很严重，修行界里充满了打坐三天，就自称自

> 三界亦空，三世亦空。知三世空，我身亦空。知我身空，诸法亦空。以法空故，故名海空。
> ——《太上一乘海空智藏经》

从这段经文中，我们可以知道，无论佛家道家，真正开悟，恰恰"知我身空"，绝非夸夸其谈、自吹自擂之辈。

己"开悟"的傻瓜,这个是"开误",不是"开悟",误人误己的"误"。

学生:自己在家练的时候,怎么掌握时间呢?比如,您讲降阴需要多少时间,升阳需要多少时间,这个时间怎么把握?

李老:这个问题提得好。我们修炼金丹大道,怎么掌握时间,怎么提醒自己呢?比如说,怎么知道降阴已经进行了20分钟了,然后再换升阳40分钟?这个问题在初练阶段比较重要。我的观点是,顺其自然,你往往会发现,你的感觉很准:降阴刚好20分钟,升阳刚好40分钟——当然,差个几分钟也很正常!那么,到了后来,你一圈功夫做下来,时间刚刚好,这也是人体生物钟的妙处。所以,其实我们不需要时不时去看钟表的,不需要去看时间,顺其自然地炼丹就可以了;何况,一个人老是惦记着看表,那心思也基本上不在炼内丹了,只是机械完成时间,练功夫反而成了形式。

学生:李老,您能跟我们说说拍手功对养生有什么帮助,以及如何练习吗?

李老:拍手功是一个很简易的养生方法。早上去公园,可以看到一些个人、团体在自发练习拍手,有双手拍的,也有拍身上各部位的。拍手为什么能起到养生保健、祛病的作用呢?因为我们的手上有很多个穴位,这些穴位是跟五脏六腑相连的,拍手时可以振荡气脉,带动经络和气血的循环,把身上阴湿和污寒之气由皮肤毛孔排出去。大部分的疾病都是气血失调造成的,气血主要靠气来引导,因此气是健康的关键;而气的顺畅与否,会影响生理机能、内外分泌、血液循环系统、呼吸系统、消化系统、免疫系统等。拍手既然可以促进和改善气血的通畅，所以拍手对于改善身体状况是有相当的效果的。

拍手有几种方法：

第一种是实心法。十指张开，两手手掌对手掌，手指对手指用力拍。这种方法打击面最大，刺激穴位的力度也最大；尽最大的力气来拍，不要怕痛，这样的效果最好。

第二种是空心掌。将手掌弓起，手指依然张开，拍下去时，只拍到手指尖及手掌的边缘部分，这个第二、第三指节和手掌心接触不到。这样有一个好处，就是减少击打产生的噪音，但力道会减弱，要想达到效果，只能拍久一点。

第三种是局部拍手。即右手拍左手，然后左手拍右手。拍手心，拍手背，不断地重复。

拍手可以随时随地练习，可以坐着拍，可以站着拍；也可以一面走一面拍，原地踏步拍，根据不同的情况自己进行选择。练习拍手功最好选择在僻静、空气清新的山林之中。一边拍手，一边散步，对健康帮助最大。现代人工作比较繁忙，在家里、在办公室……只要是空气流通较好的地方都可以进行练习。

练习的时候，第一要注意不宜吃饱饭的时候拍，会妨碍消化，饭后过半个小时拍。第二是拍手的时候选择无人或空旷的地方，避免噪音影响他人；或是选择用空心掌拍法，尽量降低声音。

学生：我有多年的胃病，经常胃泛酸、难受，应该怎么解决这个问题？

医书《难经》中说：

四十四难曰：七冲门何在？

然。唇为飞门，齿为户门，会厌为吸门，胃（前口）为贲门，太仓（胃）下口为幽门，大肠小肠会为阑门，下极为魄门（屁眼），故曰七冲门也。

这段话表明，人身健康与否，与胃前口贲门、末端口幽门有很大的关系。

李老：我从18岁起就有胃病，我的胃病闹得很厉害。开始的时候是胃下垂，引起这个症状的原因往往是东西吃得太快，或者是一边喝水，一边吃东西。如果一个人的脸发黄，没有光泽，中医师就知道，那一定是脾胃不良，因为人的上眼皮主胃，下眼皮主脾，脾和胃是表里关系。脾胃是一对姐妹，一个在表，一个在里；一个在腑，一个在脏，五脏六腑嘛！上眼皮有眼泡是胃虚，下眼皮有眼泡是脾虚，所以中医的望诊是望面部五官，望上下眼皮就知道脾胃有什么问题。

胃的前口叫贲门，末端口叫幽门。胃分泌胃酸，一接触贲门，条件反射，贲门就收缩，这一收缩人体就会产生饥饿感。胃酸是腐蚀性特别强的液体，弄一块肉用线捆着，吞下去，一会儿拉出来，肉块都是烂的。胃酸太多，人体的反应是想喝水，冲淡胃酸；但水本身走水液代谢，并不能被人体消化。要中和胃酸，最起作用的应该是人的唾液，唾液是碱性的，含有多种酶，淀粉酶、脂肪酶……很多都是助消化的物质，道家称唾液为"长生酒"。为什么胃会得胃溃疡？是因为我们在吃饭的时候，往往狼吞虎咽，三口两口就把食物吃下去，没有足够的唾液中和胃酸。食物留在胃里面的时间很长，实际上是消化不良，久而久之，胃酸越来越多，逐渐腐蚀胃的表里，就造成胃溃疡。

当年我患的是十二指肠溃疡，便血，很痛，很严重。当我得知这个方法后，就改变了我的饮食习惯，比方说我现在吃一个烧饼，我吃一块到嘴里，这一小块烧饼，我要在嘴里嚼一百下；现在大家想想，你们吃一个烧饼咬一口要嚼多少下？嚼五六下就咽下去了。文革的时候，我住牛棚，一天的伙食是一个窝窝头，其他的人饿极了，窝窝头一到手，两三口就吞下去，结果大便拉出来的还是窝头；我不是的，咬一口，含在嘴里嚼一百下，这样慢慢地嚼，混着足够多的唾液，咽下去中和胃酸，我拉出的大便量很少，只有很少的灰粉，十二指肠溃疡也没事了。

所以，我们在吃饭的时候，尤其是有胃病的人，一定要干、湿分吃：你要是想喝汤，想喝水，先喝，喝完了以后再慢慢吃干的；吃干的食物的时候，一定不要拿水或汤送。平时的时候，舌头卷着，饮"长生酒"——坚持以上的方法，就可以把胃病慢慢地养好。

回来讲喝水的问题。人有一个穴位在肚脐上一寸（两横指以上），有些按摩师把这个位置叫"阑门"，我们一般称做"水门"。"水门"按中医的说法，是管水的"消化"，如果喝太多水，就会造成消化不良；有经验的按摩师，行家里手，给你按摩之前，他不管别的，必定先按"水门"，帮助你消化堵在胃里的水。

该怎么正确喝水呢？古人喝水跟我们不一样：古人喝一口水，隔很久才咽下去；好比茶道，先要闻一闻，一点点地抿到嘴里，再慢慢一小口一小口地喝下去。现代人不是这样的哦，牛饮，咕咚咕咚下去了，伤胃啊。

还有一种人，他不喜欢喝白开水，爱喝茶。如果喝了白开水，他会吐出一些白色透明的液体，这种液体叫做"引"——有这种症状的人脾虚，脾是虚弱的。

所以日常生活中，喝水要慢慢喝，不要牛饮；吃饭要慢

> 上颚是天池穴，因其上通脑髓，恐其往下泄气，用舌顶住天池穴，引真气由玄膺穴下降丹田，生有甘露，顺归气，过十二重楼。
> ——《性命注诀明指·安神祖窍》

慢嚼，不要狼吞虎咽。我举一个例子，有两个老农民，每天早晨起来两人都要干活，每人各给二两面粉，其中一个用二两面粉做一大碗糊糊；另外一个呢，就烤一个烧饼，烤出一个饼带着下地了，这两个老农民哪个会先饿呀？

对！吃烧饼会先饿。因为喝糊糊饱肚啊，胃慢慢地吸收，慢慢地消化；吃烧饼只能干嚼，吸收快，消化快，所以很快就饿了。吃白薯，口里为什么会冒酸水？因为白薯一到嘴里就化了，接着就吞下去，没有机会嚼很多次，唾液中和不够，当然口里会冒酸水——记住！吃东西的时候，有胃病的人要细嚼慢咽，千万不要就一口汤（或一口水），下一口饭。

学生：李老，听说家具的摆设对人体也有一定的影响，对不对？

李老：对，特别是电器的电磁波对人体的影响很大，尽量不要用太多电器，不用的时候把插头拔下来；床不要对着反光的物件，像电视机、镜子、灯具或玻璃品等不要对着睡床。现代人很喜欢在卧室里放一台电视机，躺着看电视，觉得很舒服，其实这样不好，很容易患咽喉炎——实在不行，就用一块布盖上去。还有在卧室里不要放置人形的艺术品。什么叫人形的艺术品？像布娃娃啦、寿星老人、佛像啦等，千万不要放。

学生：李老，练功的时候我很容易口干舌燥，是不是上火了？有什么办法吗？

李老：对。我们说口干，主要是由于阴亏而引起的，唾沫少就是阴亏；阴亏是什么，就是肾亏。一个人要是忍不住尿，就会忍不住精。怎么办啊？咬紧牙尿尿，这样能固精强肾。今天我只是给大家讲讲健康的方法，其实每个人对于健康都有自己的见解和知识；我讲的也许是废话，但我想对于咱们的这次学习也许有一些好处，希望我们能继续交流讨论，你们也是我的老师。

凡人体气散，心气耗，真气不应，须用集之，所以叩齿（咬牙）以击动天门（鼻孔），而神气应。

——《天皇至道玉册》

责任编辑：如　豫
装帧设计：朱　锷

图书在版编目（CIP）数据

呼吸之间／李谨伯著；—深圳：深圳报业集团出版社，2009.1
ISBN 978-7-80709-247-6

Ⅰ.呼…　Ⅱ.李…　Ⅲ.道家—养生（中医）　Ⅳ.R212

中国版本图书馆 CIP 数据核字（2008）第 203222 号

呼吸之间

李谨伯　著

深圳报业集团出版社出版发行
（518009　深圳市深南大道 6008 号）
三河市华晨印务有限公司印制　新华书店经销
2008 年 12 月第 1 版　2008 年 12 月第 1 次印刷
开本：787mm×1092mm　1/16
印张：14　字数：140 千字
ISBN 978-7-80709-247-6　定价：58.00 元

深报版图书版权所有，侵权必究。
深报版图书凡是有印装质量问题，请随时向承印厂调换。